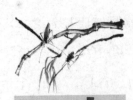

水是健 康长寿之本

安徽中医学院

王昌源 编著

U0341049

中医古籍出版社

图书在版编目（CIP）数据

水是健康长寿之本/王昌源编著．—北京：中医古籍出版社，2017.4
ISBN 978 - 7 - 5152 - 1414 - 6

Ⅰ．①水…　Ⅱ．①王…　Ⅲ．①水 - 关系 - 健康 - 普及读物
Ⅳ．①R123 - 49

中国版本图书馆 CIP 数据核字（2017）第 019519 号

水是健康长寿之本

王昌源　编著

责任编辑　焦浩英
封面设计　陈　娟
出版发行　中医古籍出版社
社　　址　北京东直门内南小街 16 号（100700）
印　　刷　廊坊市三友印务装订有限公司
开　　本　710mm×1000mm　1/16
印　　张　8.5
字　　数　100 千字
版　　次　2017 年 4 月第 1 版　2017 年 4 月第 1 次印刷
印　　数　0001~3000 册
书　　号　ISBN 978 - 7 - 5152 - 1414 - 6
定　　价　16.80 元

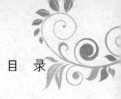

目　　录

第一章　水的亮相

水是万物之源、生命之本。

水质的好坏及水的硬与软是关系健康的重要因素。

检测水质要做到一看二尝三闻四查：先看看是否清洁，清洁的水应是无色透明，不浑浊无污染；接着用舌尝，洁净的水无任何异味，水有异味表明水质已变坏；然后用鼻闻，洁净的水没有丝毫的异常气味，有异常气味表明水已受到污染；最后查，查水温、查有无沉淀物，从卫生角度讲，水温越低水质越好，水中沉淀物多则水质不良。

医学上把天然水分为硬水和软水，水的硬度是指溶解在水中钙盐与镁盐的总含量，含有较多钙离子、镁离子的水称为硬水，不溶或只溶少量钙离子、镁离子的水叫做软水。从计量上看，每升水含钙离子、镁离子的总数相当于 10 毫克氯化钙称为 1 度，水的分类标准是：8 度以下为软水，如雨水；8～16 度为中水；16 度以上为硬水；30 度以上为极硬水。从地理位置上看，高原山地的水质偏硬，平原及沿海地区的水质偏软，地下水的硬度一般高于地面水。我国《生活用水卫生标准》中规定：水的总硬度不得超过 25 度，以 10～20 度为宜。研究认为，适当硬度的水对人体有益，因为其中富含微量元素，可降低心血管疾病的发病率，并为膳食补充一部分钙。然而，硬水也会带来一些麻烦，饮用硬度过大的水会使人感到肠胃不适。这是由于不适应硬水刺激所致；经常饮硬水的人偶尔饮软水，加之饮水中缺少某些微量元素，会造成肠胃功能紊乱，即所谓"水土不服"；用硬水烹调鱼肉、蔬菜，常因不易煮熟而破坏或降低营养；用硬水泡茶会改变茶的色香味而降低其应有的营养价值；用硬水做豆腐产量低又影响营养成分；水壶烧硬水会使水壶壁和暖水瓶内壁附有较厚的白色水垢，难清除也浪费能源；用硬水洗衣服不容易洗净。

天然水、人工水、人体排出的水，各式各样的水名目繁多，常让人一头雾水，专业人士揭示，水亮相，解迷惑。

第一节　雨　水

地面水蒸汽上升成为云，天空水汽凝结落下便是雨，雨水咸，无毒，可生发万物。

根据时令的不同，民间常把雨水分为春雨水——立春时节，万物蠢动，春意盎然时落下的雨水；梅雨水——芒种之后逢入梅，夏至之后逢出梅，俗话说的是"梅天"。这期间下的雨叫梅雨，一般下的时间较长，常连下数天梅雨；液雨水——立冬后十日叫入液，到小雪时叫出液，这之间所下的雨水叫液雨；潦水——天上降注的特大暴雨或长久下雨后地面上流淌的流水。

第二节　自来水

自来水来自江河或水库，利用水位差通过粗大水管进入水厂，经沉淀、过滤后采用由化工厂专制的氯气消毒，消毒处理后再利用水位差由粗细不等的自来水管道输入千家万户。医学表明自来水没有或基本没有有害有毒物质。且含人体所需的多种矿物质，其理化性质和体细胞水相近，易进入人体。医学卫生界人士提醒人们，早晨起来拧开自来水水龙头，往往可见到流出的水泛黄，甚至有些浑浊，这是因为管子里的水与金属管壁经过较长时间的接触，受到含有多种对人体有害的金属物质的污染所致。医学专家还研究发现，在不常用的水管和停用一夜的水龙头里含有大量的军团菌，长期使用或喝这种"死水"会导致军团病，发生呼吸系统疾病，出现胸痛、咳嗽，并伴有头痛、嗜睡以及消化道病症，因此，为确保健康，清晨洗脸、刷牙、烧开水前，先将停滞在水管的存水放掉一脸盆，用作冲马桶，待自来水完全清澈无污染时方可接水使用。

第三节　井　水

井水来自地下水，常采用钻机向地下直挖十多米至数十米，井壁用砖块砌叠，井底铺有小石块或粗砂，地面上有井台井圈，备有井盖，通过绳系提桶或转辘取水。清晨时第一次打上来的水称为井花水，可用来煎取滋阴药物。

井水的消毒可在每担井水中加 1 片漂白精搅匀；亦可使用漂白粉，实际操作时间用新鲜漂白粉 250 克加水 2.5 升充分混匀，沉淀 24 小时后取上层清澈装入密封容器内备用，使用时每担井水加澄清液 1 匙（约 10 毫升）搅匀即成；亦可先测定井水量，再按以下公式计算应加漂白粉的量，计算公式为：

$$井水量（立方米）= 水深（米）\times \left(\frac{直径}{2}\right)^2 \times 3.14$$

$$应加漂白粉量（克）= 水量（立方米）\times 12^*$$

$$\left(12^* = \frac{3（以土井加氯量为 3 毫克/升　讲）}{0.25（漂白粉有效氧一般以 25\% 计算）}\right)$$

第四节　露　水

附着于花卉、草木上的小水珠叫露水，又叫甘露，多出现在夏末秋初。古人说露水是极有养生价值的无上妙品，所以贤人雅士常采集露水（采集时要防污染并减少蒸发，采集的器皿应为表面光亮平滑，采集时间必须在天亮至太阳升起之间，采集顺序应是从植物下部往上部，采集动作要快。）以备用，或用以泡茶，或用以酿酒，或用以疗疾。目前科学家认为，露水中含有的重水（有害）微乎其微，且露水的渗透性超常。现代实践业已证明露水可生饮，因其在形成过程中，使植物中有益人体的化学物质渗透到水滴中。露水有较强的渗透性，可使露水的药力作用于人体的深层细胞。中医认为，露水具有滋肝益肾、去诸经之火等功效。研究认为露水含有植物渗出的某些对人体有益的化学物质，有十分神奇的保健作用。李时珍《本草纲目》关于露水的载文说："百草头上秋露，未晞时收取，愈百病，止消渴，令人身轻不饥，肌肉悦泽。"西方一些医学专家建议，在沾满露水的草坪上打滚，对健身、护肤极为有利，有关养生保健人士说，用露水点抹太阳穴可减轻或止住头痛，我国民间很多地方的老百姓用脱脂棉球蘸取露水敷于眼睑，能缓解眼睑水肿。

第五节　雪　水

时令隆冬，千里冰封，万里雪飘。民间常说"瑞雪兆丰年，来年有个好收成"，我国古代文人雅士及深居山野的乡绅，爱将梅花枝头的积雪扫下贮罐藏于地窖，来年夏季饮用，用以解暑。《红楼梦》第四十一回"宝玉品茶栊翠庵"，"宝玉细细吃了，果觉轻淳无比，赏赞不绝"，此茶就是妙玉用贮存了多年的梅花雪水烧开后冲泡的。我国古代医书对雪水的评价是：甘、冷、无毒、解温毒、祛热症。现代医学研究认为，雪水中所含的重水（对生命活动有强烈的抑制作用，有害于人体健康）比普通人少四分之一，含酶（以人体有益）的化合物比普通水多，雪水进入人体后可激发酶的作用，促进新陈代谢，表现出极高的活性，在民间，雪水被称之为"廉价药"，应用很广。专家说，在寒冬腊月，大雪纷飞时，可用一干净的大缸，最好是大瓮，采集旷野草地及树丛上的干净积雪，装缸（瓮）压实，加盖密封，备日后应用，注意只收集腊雪，不收集春雪。医学和民间实践总结出冬雪水的妙招有六：一是能有效预防动脉硬化症，每天饮 1～2 杯雪水可使血中胆固醇含量明显降低。二是强身健体。俄罗斯一医学研究机构宣称，中老年人经常饮用雪水可以恢复肌体萎缩了的细胞，使人年轻。医学调查发现，长期饮用洁净的雪水可益寿延年。三是治疗烧伤、烫伤。遇有被开水烫伤、火烧伤时，尽快将伤处浸泡在雪水内数分钟，重者连续浸泡数次，能很快止痛，并防止皮肤起水泡、感染，愈后不留瘢痕。四是消肿。因上火引起的双眼红肿，可用雪水直接冲洗，可起到清热泻火、散红消肿止痛的效果。五是消痱止痒。盛夏湿热，妇孺或高温作业人员易生痱子。用封存的腊月雪水涂抹患处，能立即消肿除痱止痒，润肤爽身。六是解酒。嗜酒贪杯者常因饮酒过量而头晕目眩，胸闷乏力，若此时喝几杯温热的腊月雪水，可解酒除烦，提神醒脑。

第六节　冰、冰水与融水

水的温度降至 0℃ 便结成冰，古时说冰又谓之凌，通称冰凌。夏日不平和的大气汇聚从天空飞坠下来，小的如弹丸，大的像蛋，人们称之为雹。

冰，性味甘寒无毒，酷暑热天偶然吃少许冰棒消暑是可行的，但冰棒不宜多吃，医学认为多吃冰棒，易造成胃口不好，对健康不利。冰可用于医疗，古代李时珍曾用冰块使高热昏迷的患者清醒过来，开创了用冰外敷降温治病的先河。人们从冰箱里贮存些冰块，取出后有七个应急作用：一是止痛。当手指不小心扎进了小刺需用针尖头剔除时，可将手指尖先在冰块上冷冻至发麻，再剔刺时就不觉疼痛了，二是止血。皮肤表面或皮下出血时，用冰块敷于出血处，可助凝血。三是止痒。身体发痒，用手抓挠会越抓越痒，用冰块冷敷可彻底消除痒

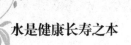
感。四是治灼伤。不慎将手烫伤，可将冰块倒入盆中，然后将烫伤处伸入盆内冷冻，不但快速止痛还能防止出现红肿和水泡。五是抑菌快速生长。病菌感染处用冰块冷冻，由于冰块有抑菌和杀菌作用，可有效防止细菌繁殖，颇具防感染功效。六是除脏。在嚼口香糖时不慎将糖渣掉在衣服或地毯上，想清除却是越擦越脏很费劲，此时可取些冰块放在沾污处，将糖渣冷却板结，很容易清除干净。七治打嗝。人们打嗝时，只要用2块冰块分别敷在喉结的两侧，不超过1分钟即止嗝，这是因为冰块可以减缓神经抽搐的频率，进而可以干扰肌肉抽动的周期，使打嗝的症状随之消失。至于把固体的冰块升温即融化为冰水，冰水虽可喝但伤牙伤胃不可取，且容易引起感冒、咳嗽、声哑、消化不良，甚至可发生心肌梗塞。医学表明冰水有止鼻血治扭伤、明目三个功效：日常偶尔发生鼻出血用手按住出血一侧的鼻中止窝，压内鼻翼并用冰水冲洗鼻部，或用毛巾浸泡冰水稍拧后敷前额，便可止血，四肢扭挫伤时，局部淤血或按之肿硬，可立即用毛巾浸湿冰水，稍拧干外敷能使裂断的血管较快闭合，且控制血肿加剧，并有镇痛作用。眼睛喜冷怕热，用流动的冰水洗脸，则头清眼明，常年坚持既可减少沙眼发生，又可保持较好视力，并能增强眼睛对疾病的抵抗力。

融水是指冰块融化后未超过35℃的水，制作时把洁净的凉开水用搅拌器充分搅拌5分钟，或用筷子充分搅拌15分钟，放入冰箱或天冷自然结冰后再融化即成。研究表明，融水可抗衰老，因为衰老的原因之一是人体积累了大量损伤的生物分子，而可向生物细胞提供的融水就能产生持久的复壮效应。医学认为，如果每天喝250毫升融水能起到保健作用，胃病患者每天饮用35℃左右的融水200毫升，有意想不到的好处。

第七节　泉　水

山岩土石或高山顶上流出溪间的水叫泉水，味干、性平、无毒，

岩洞中涓涓流出的水取来酿酒，饮少量对身体十分有益。高山顶上的寒泉水可主治糖尿病和尿崩症引起的消渴反胃；安徽巢湖半汤的温泉山含硫黄等成分，温泉浴治疗关节病及皮肤病很显效；庐山下的温泉池，饮食后下池久浴，十日后多种疮可愈。

第八节　矿泉水

矿泉水是位于地层深处裂隙中的深井水，并非下雨渗漏到地下的水，是一种含有偏硅酸、钙、镁、钾、钠、氯等矿物质，未受污染的天然饮用水。饮用时要因人而异，例如含硫酸镁的矿泉水对便秘患者有益，但对腹泻者有害；含硫酸铜的矿泉水对治疗气管炎、祛痰有一定作用，但对光过敏性皮肤病和腹泻病人却适得其反；含氯化钠和碳酸氢钠的矿泉水，高血压、心脏病、肾脏病患者不宜饮用；含硒高的矿泉水只可投放到缺硒地区人群饮用，不能投放到高硒地区人群饮用；含氟高的矿泉水切不可投放到高氟地区人群饮用。此外，人的膳食也应讲科学，专家认为，人在膳食时已摄取到某些元素，过多饮用含多量某元素的矿泉水，会使摄入补进去的元素在血液、细胞里积淀下来，形成人体垃圾而危害健康。

研究表明，矿泉水中的微量元素，可以防止老年钙化，维持体内水分平衡，调节神经与肌肉刺激的协调作用等；含有天然气泡的矿泉水可以帮助肠胃消化；矿泉水含丰富的偏硅酸，可增加皮肤的弹性，保持弹性纤维周围组织的完整性，实际生活中用富含偏硅酸的矿泉水直接喷在脸上，并用手轻轻拍打，可使皮肤保持光泽、白皙、细嫩，如今成为女性美容的新宠。矿泉水中的氡泉、碳酸泉、硫化氢泉，在温度43℃以下时通过沐浴方式进行矿泉疗法，透过皮肤进入人体，具有扩张血管、改善循环、促进代谢等作用，对风湿病、皮肤病、心脏病、神经系统疾病有一定疗效。

如果读者有兴趣，可简易自制矿泉水，具体方法是：冲开水时，将 20 克袋装麦饭石放在杯中，冲进开水，就成了一杯人工矿泉水，尤其在旅途中特别适用。

第九节　磁化水

普通水经过磁水器（也叫滋化器）或磁化杯的磁声感化后即为磁化水。普通水中的杂质颗粒细小而分散，沉淀后易形成坚硬的水垢；而磁化水的杂质大而疏松，而且粘聚在一起，形成松软的容易排除的泥状沉淀物。医学认为磁化水进入人体后，可以使体液碱性增高，降低血液中胆固醇含量颇为有益，对高血压、高脂血症、胆囊炎及心律失常均有或多或少的疗效。磁化水进入人体后可降低尿液酸度，减少沉淀物，使结晶不易析出，从而降低尿路结石的发生率，但对已经罹患肾结石等尿路结石的患者来说，却无疗效；对糖尿病的治疗，磁化水也是无能为力的。此外，据媒体载，用磁化水洗头可光洁柔软，不起头屑，减少脱落；用磁化水洗澡，疲劳消除快，皮肤滋润；用它泡茶，能助消化，增进食欲。

第十节　健康水

现代医学认为，健康水的完整概念应有以下 7 条标准：①不含对人体有毒、有害及有异味的物质；②水的硬度适中；③人体所需的矿物质适中；④水的酸碱性呈中性或弱碱性；⑤水中溶解氧及二氧化碳适中；⑥水分子团小，水的生命活力高，易于人体细胞吸收、利用；⑦水的渗透压、溶解力、代谢力等营养生理功能较强。

我们每天都要喝水，如果喝了不符合卫生要求的水，对身体的危害非常大。那么，如何判断饮用水的好坏呢？一般有以下三个要求：

1. 观察水质感官性状　一般通过人的眼睛、鼻子、舌头等感觉器官所能觉察出来的水质特点，如水的颜色、气味、味道、透明与浑浊等。清洁的饮用水，感官性状良好，水质没有任何颜色，清澈透明，不混有泥沙、杂物及肉眼可见的生物。如出现异常颜色、臭味和浑浊，则往往是水质受到了污染和不良因素的影响，此水不可饮用。

2. 不含化学物质　良好的饮水中含有适量人体所需的铁、碘、铜等微量元素，但不能含有对人体有毒有害的氰化物、砷、汞、镉、有机磷农药等，或者含量极少，对人体不会构成威胁。

3. 不含致病菌和病毒等微生物　一般说来，每毫升水中的细菌总数不能超过 100 个，每 1000 毫升水中的大肠杆菌不超过 3 个，这样的水才算符合卫生标准的饮用水。

第十一节　纯净水

纯净水也称纯水，包括蒸馏水，是以自来水或地下水为水源，采用反渗透法、电渗析、蒸馏、膜过滤、离子交换等手段，以及必要的物理加工方法生产出来的纯水，这样水卫生、安全、可靠、不含任何添加剂，不含细菌和有机污物，无机盐类和微量元素几乎为零，市场上的瓶装、桶装水可直接饮用，饮用纯净水有利也有弊，好处是能迅速溶解并排出人体内的有毒有害物质，坏处是纯净水在加工制造时把水中对人体有益的矿泉质和微量元素也全部丢失，资料显示，上海、天津等地一些老人和小孩子出现不明原因的无力症状或秃头，肌肉哆嗦、眼皮发抖，甚至免疫力下降，心肌炎等病症，经多家医学专家会诊检查，最后证实，这是长期饮用纯净水所得的"富贵病"，专家分析纯净水在深化处理的生产过程中，去除水中有害物质的同时，也除去了人体必需的矿物质和微量元素，而要紧的是，这些人体必需的营养素，人体自身无法合成，其它途径也无法获取。需要提醒的是，桶装

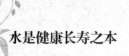

密封的纯净水，一旦启封与空气接触，24 小时内就会孳生细菌，若保管不当，会发生二次污染。

第十二节　淘米水

用大米煮饭或煮粥前，为除去米在收割、运输、存放过程中难以避免的污浊，总要先用净水淘淘米，从保留营养的观点看，淘米次数不能太多，否则次数越多，所含的营养损失越大，因为米的维生素、矿物质大部分在米外层，易溶于水，淘洗两、三次，维生素损失40%，矿物质被破坏50%。

淘米水别倒弃，妙用18处：1. 常用淘米水洗手，容易去污，还可使皮肤滋润、光滑。2. 漱口，可治口臭、口腔溃疡。3. 用大口容器盛装淘米水，滴入几滴"敌百虫"杀虫剂，置墙角边，可引诱蚊虫在缸内产卵，从而杀灭蚊虫。4. 白色衣服常用淘米水来浸洗不容易发黄。5. 洗浅色衣服易去污。6. 沉淀后的白色淘米水，煮沸后可用来浆衣服。7. 已经变黄的丝绸衣服浸泡在干净的淘米水中，每天换一次水，两三天以后，衣服上的黄渍就会褪掉。8. 用淘米水泡发海带、墨鱼、干笋、干菜等，既容易泡涨洗净，又容易煮熟煮烂。9. 清洗肚、肠、肉时，先用淘米水洗两遍，再用清水冲一遍，既省事又干净。10. 淘米水用来去腥味、咸味、效果极佳。11. 久用后的菜砧板上有异味，可将其放在淘米水中一段时间，再用盐擦洗，最后用清水冲洗可清除干净。12. 菜刀等铁制炊具，用后放入淘米水中，不易生诱，锈后也易擦干净。13. 砂锅积了污垢可用淘米水刷洗，再用清水洗净，污垢即被除去。14. 新砂锅使用前先在淘米水中洗刷几遍，再装上米汤用火烧半小时，经过这样处理的砂锅就不会漏水了。15. 用淘米水擦洗门窗、家具、搪瓷器具、烟灰缸、灯泡、碗碟、油瓶、污浊竹木器具等用品、去污力强，干净，明亮。16. 新买的油漆用具，用柔软布蘸淘米水加少

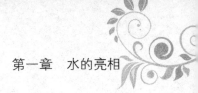

许食醋的混合液擦抹，漆味可除。油漆家具用淘米水擦洗，既省事，又光亮。17. 淘米水中含有一定量的氮、磷、钾成分，用它来浇灌花、草、蔬菜、苗木，可使株肥苗壮。18. 淘米水中含有一定的营养成分，用它来配饮料喂猪，生猪容易长膘。

第十三节　茶　水

茶叶冲入开水便得茶水。泡茶的水温和时间各有不同，医学认为泡茶水温因茶叶的品种不同而异，太嫩的茶，水温要低一些，否则会把茶叶烫熟，口感就要差一些；稍老一些的茶水温则要高一点。用沸水沏茶会快加速溶解茶中的咖啡碱和茶多酚，破坏维生素C，降低茶的营养价值，而且使茶水有苦涩味，沸水冲泡绿茶，把芽给烫熟了，茶的清香和鲜爽味大打折扣，一般的绿茶宜用80℃左右的开水冲泡，花茶，红茶宜用90℃～95℃的开水冲泡，乌龙茶、普洱茶属于粗老茶，而且每次用量较多，要用沸水冲泡才能使茶叶充分浸泡出来。泡茶时间约5分钟，时间过短，茶水淡而无味，营养成分含量低，香气也不足；时间过长，茶色变深，茶水有苦涩的口感。一般来说，茶冲泡第一次时，茶中的可溶性物质能浸出50%～55%，其中最主要的成分是茶多酚。第二泡时能浸出30%左右，这时茶中的氨基酸、维生素以及一些香气成分都被泡了出来。第三泡的茶汁为10%。大部分营养物质都泡出来了。第四泡就基本上是白开水了。

科学适量，适时饮茶可以防病保健康，说到饮茶不妨提醒读者：第一要适量和适度。清淡的茶水好，饮茶过多过浓可影响胃肠对维生素B$_1$的吸收，出现疲劳和食欲不振，还会影响对铁的吸收，导致缺铁性贫血。患溃疡病和心肾疾病者，因饮茶过浓可刺激胃酸分泌，使溃疡不易愈合；饮茶过多可加重心肾负担，使病情加重。第二不要用保温杯泡茶。因为在保温杯中沏茶，使茶叶长时间浸泡在高温、恒温的水中，就如同在炉火上煎煮茶叶一样，导致茶叶中的维生素大量被破坏，芳香油大量挥发，鞣酸、茶碱等有害物质被大量浸出，而且茶水无香气又苦涩，如长期饮用这种茶水，会导致消化、心血管、视神经和造血系统的多种疾病发生，危害健康。第三不用茶水服药。茶中大量鞣酸，可和药物的生物碱发生不溶性沉淀，影响药物的吸收而减低疗效。第四不在饭前饭后饮茶。茶中的鞣酸可使食物中的蛋白质凝固成颗粒，难以吸收；食物中的微量元素也易和茶中的酸、碱等成分反应，形成难吸收的不溶性盐。第五不喝隔夜茶。茶水搁置超过 24 小时，细菌容易繁殖，会使茶水变质变味，饮之对身体有害。第六某些人不能喝茶。酒后忌喝浓茶，否则伤肾；高血压、心脏病、习惯性便秘者忌喝浓茶，否则使血压更高，心跳加速，便秘不愈；神经衰弱、失眠者、溃疡病人忌喝茶，否则会加重病情；服用含铁药、催眠、镇静、镇咳药暂忌茶，以免降低药效；空腹忌喝浓茶、烫茶，否则造成胃肠紊乱，茶醉，伤脾胃；孕妇及哺乳期产妇忌浓茶，否则会降低乳汁分泌。第七要喝五、六十度的热茶，烫茶伤口腔、食道，对胃肠不利，冷茶也不好，因有滞寒聚痰的坏处。第八要做到沏茶先洗茶，即沏茶时第一泡用的温开水要倒掉。因为乡间土路，劲风吹、车辆过，路旁的茶树上落满了泥灰；再者，有的地方茶叶加工比较简陋，茶叶不太干净，加上茶农在茶树上喷洒农药，洗茶便可去污。第九沏茶要盖盖儿。用壶盖或杯盖子盖一会儿是为了保持水温，有利于内含物质的溶出，半分钟后把盖子打开，这样防止茶叶被"捂熟"，那样味道就不好了。第十是茶叶及开水的用量。一般来说茶叶的投放量以 3 ~ 5 克为宜，名茶及高档茶，开水量与茶之比为 50∶1；普通红、绿、花茶为 75∶1；乌龙茶为 25∶1。第十一做到勤洗茶壶茶杯。有些爱喝茶的人，喜欢其茶杯里积有一层厚厚的茶垢，似乎以此表明自己是"爱茶"一族。有的人甚至错误地认为，有茶垢的茶具冲泡出来的茶味道更浓，更有价值，这样的观点是错误的，健康谚语说得好，"喝茶不洗杯，阎王把命催"，很形象地把不洗茶杯的危害描绘出来。研究认为，没有喝完或存放时间较长的茶水，暴露在空气中，茶叶中的茶多酚与茶水中的金属元素在空气中发生化学反应，便生成茶垢，附在茶具内壁，越积越厚，茶垢中便含有镉、铝、汞、砷等有害元素，以及致癌的亚硝酸盐，茶垢 随着饮茶进入人体，极易与食物中的蛋白质、脂肪酸和维生素等结合，生成多种有害物质，不仅会阻碍人体对食物中营养素的吸收与消化，还会使神经、胃肠、泌尿和造血系统发生紊乱，受到损害，甚至引起或加速人体衰老。

　　清除茶杯或茶壶上的茶垢可用海绵蘸盐磨擦，可轻易去掉；也可用牙膏或打碎的鸡蛋壳擦洗，再用清水洗净；茶垢沉积已久可用加热过的火醋或用小苏打浸泡一昼夜，再用牙刷及清水冲洗干净。如果使用的是紫砂壶，就不需要上述的清洗操作了，因为紫砂壶本身有气孔，茶垢中的矿物质能够被这些物质吸收，对壶起到养护作用，也不会导致有害物质"跑"到茶水中被人体吸收。第十二别用手抓茶叶，因为我们的手每天会接触很多地方，难免会携带一些细菌和微生物，而且手上还容易出汗或沾染水分，如用手抓茶叶的话，就会改变茶叶的干燥环境，并可能沾染上细菌和微生物，因此，手抓茶的弊端可表现在会渐渐失去茶叶的那股清香，茶汁也可能因此而加快变质。

第十四节　汗　水

　　因为天气炎热便出汗，这只是在人体浅表层出汗，而运动则是真正的深表层出汗，也就是让人从里向外出汗，这种深表层出的汗有大养生作用：一是排出毒素，因为能加快人体的体液循环和代谢过程，将体内堆积的乳酸、尿素、氨等毒素排出，便能保障鼻子、皮肤、肺脏、大肠等多系统畅通。二是控制血压，运动出汗可以扩张毛细血管，加速血液循环，增加血管壁弹性，这样可降低血压。三是促进消化，临床表明不出汗，气血运动缓慢，会影响消化，导致人吃不香，神经活动也会因此受到影响，导致晚上睡不香。四可减肥，当人体运动并达到一定强度时，脂肪便会燃烧（实为消耗）化成热量，通过汗液排出体外。五防骨质疏松，研究表明出汗有利于钙质的有效保留，防止骨质疏松显效，至于有人认为体内的钙会随汗液流失而减少，但钙溶解度很低，不太会随着汗液排出。医学表明人体表面布满汗腺，它是排汗散热的通路，研究发现每个汗腺内均存有免疫球蛋白，能阻止外界细菌和病毒从汗腺孔进入人体，发汗能通经活络，扩张周围小血管，改善血液循环，因此可以说健康需要多流微汗。医学上可以观汗辨病：内热大盛致大汗，运动过度也会致大汗，身体的阳虚气虚者致自汗。夜间睡熟后无感觉的出盗汗，多见肾阴虚者。左右半身或上下半身出偏汗，多见风湿偏瘫患者，亦是中风的先兆。全身先见战栗，几经挣扎，继而汗出为战汗，多见于各种传染病发展期。重感冒或其它病症高烧时出粘汗，汗水粘腻发稠发热。头额汗出或大病之后或老人气喘之极，小儿睡时头汗不属病象。情绪激动，工作劳累，讲话过多时会出鼻汗，汗水晶莹可见，自鼻梁及鼻翼两侧渗出，缓缓淌下，或见肺虚病人。汗水多在手足心见于口干咽燥、便秘尿黄等。或多因思虑过度，劳伤心脾所致。汗臭如孤骚气味，夏天出汗多时味更浓烈，这是因为分布在腑窝、腿腋等处的大汗腺分泌异常所致，多见于青、中年，女性多见于男性，尤以青春期少女更多见。香汗多见于糖尿病患者，经常微微出汗，汗味具有芳香味。汗水发黄，似黄褙纸色，常见肝病或肝硬化病人，汗具腥味，或在大汗后冷水冲浴，寒湿之邪入内，汗液疏泄失常。血汗色如洗肉水样，乃内分泌功能紊乱，医学认为凡气血、阴阳偏盛或偏衰、肝火旺盛者有之。女青年罹患外阴瘙痒症、阴道炎等妇科病，可出现异味的会阴汗。久病突然汗出不止，四肢厥冷叫绝汗，多见心衰、虚脱的危重病人。医生提醒大汗之后要多次少量不停喝水。炎热天气大汗淋漓者宜渴淡盐水。

第十五节　口　水

　　婴儿流口水是正常的生理现象，因为乳齿萌动，食物刺激神经唾液腺，会使口水分泌增多，加之婴幼儿口腔容量小，不会吞咽调节，口水多了自然会流出来，一旦月龄增长会自行中止。稍大后如果神经或内分泌发育不全，有炎症，消化不良等也会流口水。老年人睡觉时流口水，可能是口腔不卫生，牙缝和牙面上的食物残渣积存，容易发生龋齿、牙周病，这些不良因素的刺激可造成睡觉时流口水。也可能是前牙畸形，大概由于遗传因素造成后天不良习惯，如咬铅笔、啃指甲等，造成前牙畸形导致睡觉流口水。或许是神经调节发生障碍，医学认为唾液分泌的调节完全是神经反射性的，所谓望梅止渴，就是日常生活中条件反射性唾液分泌的一个例子，所以神经调节发生障碍也可产生睡觉时流口水。

　　防治的办法是：首先要注意口腔卫生，养成早晚刷牙、饭后漱口的习惯。也可请口腔科医生诊治。采用治疗疗法，去除牙石，服用维生素 C 及 B$_2$ 等药，消除牙龈炎，减少不良刺激。

第十六节　唾　液

　　唾液俗称唾沫，是由腮腺、颌下腺、舌下腺分泌汇集到口腔的消化液，古人把唾液称为"玉液"、"人参果"，看成是维护生命不可缺少的，一个成人每天可分泌唾液 1~1.5 升，绝大部分是水，其余有淀粉酶、粘蛋白、钾、钠、钙等成分，医学认为唾液具有滑润、冲洗、浸湿作用，可保持口腔滑润柔软清洁，便于咽下食物；具有促消化作用，素有健康之酶母的美称；具有抗菌、抗衰、防癌作用，能把细菌破坏，能使人眼明、牙坚、肌强，吃饭时的反复咀嚼，唾液可把其中可能存在的致癌物质进行清除。唾液也是药，每晨用唾液在眼球上长期涂抹，有明目，防老花眼之效；无名疖子用每晨唾液抹两三下显效；每晨唾液抹几下粉刺疗效佳；唾液外擦止蚊虫叮咬后发痒有效果。专家直言，我们要珍惜自己的唾液，乱吐唾液，可惜！常咽唾液对身体大有益处、清晨咽唾液又叩齿是养生健身的高招。专家提醒经科学仪器检查，发现各种钞票、票证上蘸有乙型肝炎病毒、大肠杆菌、变形杆菌、肠道寄生虫卵等多种病菌，如果清点票证用手蘸唾液时，很容易将病毒、细菌、寄生虫卵直接带入口内，导致疾病的传播，危害人体健康。

第十七节　泪　水

据统计人的一生约能哭出 70 升泪水，相当于哭 420 万次，这是一个巨大的感情调节器，是宣泄情绪的阀门，医学专家认为哭泣时流出的 50 滴眼泪就能减轻 40% 的心理压力，很快释放感情势能，因而对健康十分有益，可使人长寿。相反，有泪不轻弹，有意抑制眼泪的流出，则会导致胃溃疡、肠炎、哮喘和心脏疾患等多种疾病。

第十八节　尿　液

尿是通过人体肾脏排泄把机体代谢产物、过剩物质和体内的异物带出体外、正常人每昼夜尿量为 1500～2000 毫升，每昼夜尿量超过 2500 毫升称为多尿、少于 1000 毫升称为少尿，少于 100 毫升时称无尿，排尿是机体新陈代谢的重要环节，排尿是人体排毒液的一种途径。医学认为尿量的多少与变化，遗尿、色尿是疾病的警报，糖尿病、尿路感染、前列腺增生，尿崩症，肾炎病人排尿量增加。严重脱水、高热、水肿、休克则尿量少。小儿睡眠时不能控制排尿，常发生夜间尿床，俗称遗尿，老年肾虚者发生遗尿屡见不鲜。正常的尿液是浅黄色又透明的尿色异常可能是服药或食物所致，但也不能排除是疾病所致，浓茶色尿见于肝、胆系统疾病、红色尿是患有急性肾炎、肾结核、肾结石、肾和膀胱肿瘤的征兆，黑色尿常见于黑色素瘤。

第十九节　海　水

海水是海洋里的水，味咸，呈深蓝色，煮沸后先服后洗浴可去风瘙疥癣。

第二十节　离子水

自来水净化处理后，经离子水生成器处理后，电解生产出的碱性水，目前卫生部暂不受理此类产品的申报。

第二十一节　太空水

属于纯净水范围，源于宇航员饮用的水而得名。由于航天飞机上无法带很多的水，科学家发明一种膜、利用反渗透膜技术将人体流出的水过滤加工成可再次饮用的水，这种水密度高，表面张力大，易于人体吸收。

第二十二节　花露水

人们在洗头或夏天洗澡时，往水中滴5～7滴花露水可清凉爽身，防痱止痒；外出时随身携带一小瓶花露水，将其倒少许于手掌中，双手搓揉可随时清洁手上的皮肤；用花露水擦拭手机、电话机可除菌。

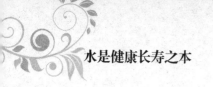
第二十三节　香　水

香水会散发出迷人的香味，抹少许即可。流汗时不可用在肌肤上，不可在阳光照射下涂抹，不要碰到珠宝、金、银首饰，孕妇勿用。

第二十四节　汽　水

炎热酷暑，大汗淋漓，口干似火，喝上汽水十分痛快又解渴，渴时喝汽水能解渴，是因为人的胃呈上下方向倾斜的位置，入口处叫贲门，上接食管；出口叫幽门，与十二指肠连接。二者的括约肌都发达厚实，胃壁的三层肌肉弹性很强，饥饿时几乎呈一个管状，吃饭时就象一个大口袋，容量多时可达 2 升左右，可见其伸缩性很大。但是，患有胃溃疡、十二指肠溃疡、胃酸过多的胃炎和肠功能紊乱不宜饮用；糖尿病的肥胖症患者禁止饮用；年老多病者要谨慎饮用；患有心脏病的人，饮用要适量；妇女不宜多饮。研究发现，妇女多饮汽水可导致月经期和妊娠期的铁质缺乏，不利于身心健康，因为汽水中含有磷酸盐，在人体内与铁质发生化学反应，使铁质转化为无法被吸收的物质而排出体外，月经期妇女因经血流失而丢损铁质，多饮汽水又加剧铁质缺乏，使之疲乏、困倦、精神萎靡不振，孕妇因铁不足可致妊娠期贫血，影响母体的免疫力，严重时可造成早产、产后大出血和新生儿贫血等后果。专家提醒，婴幼儿是不能饮用汽水的，因幼儿的胃容量小，且呈水平位置肌肉发育也不完善，韧带松弛、贲门括约肌不发达，贲门较大而松弛，当幼儿吞咽汽水时，大量二氧化碳的冲击，不但易损伤幼儿娇嫩的上消化道黏膜，而会造成胃的变位，轻则会使胃的内容物返流从口中溢出，重则发生喷射性的呕吐或呛入气管引起剧烈的咳嗽气闭，对生命造成极大的危险。特别是冰镇汽水进入上消化道，因温度骤然下降，加上膨胀气体刺激，更会伤害上呼吸道黏膜，引起小儿胃病。另外，胃液中所含的消化酶在酸性环境中有消化食物、增进吸收的功能，但幼儿胃小，喝入汽水会稀释胃液并减弱其酸性，从而降低胃的消化能力和杀菌能力，食物容易在胃内发生腐败或发酵，食物和气体的聚积，使小儿发生呃逆、胃痛、恶心、呕吐等不适症状此外，汽水含糖热量偏高，多饮易引起肥胖，汽水中含有大量的果糖，会阻碍幼儿对铜元素的吸收，因缺铜可导致难以医治的贫血，这是家长十分头痛的事，更要人们关注的是汽水与啤酒莫混饮，每到夏委，一些人常将汽水掺在啤酒中同饮，认为这样既醇甜可口，消暑解热，又稀释了酒精，不易醉酒，其实，这种做法不科学，因为汽水中含有一定量的二氧化碳，啤酒中也含有少量的二氧人碳，二者一起混饮过量的二氧化碳会促进肠胃黏膜对酒精的吸收，如果饮酒过程中稍有醉意，再饮一杯汽水，会使醉意更浓。

第二十五节 冷 饮

闷热酷暑，清凉可口的冷饮吃进嘴里，凉在心中，真是惬意极了，然而多喝冷饮却又会染病上身，有些人因为只图一时痛快便多喝冷饮而毁牙齿，引发急性腹痛、咽喉痉挛、心绞痛、头痛以及营养缺乏症。多冷饮毁牙齿是这样的：牙齿适宜在35℃～39℃的口温下进行正常的新陈代谢，但骤冷的刺激可引起牙骨髓组织的血管收缩、痉挛，而长期的冷刺激易引起牙本质过敏及牙龈炎，冷饮中的酸性物质可使牙龈表面的釉质层发生溶解（脱钙），以致形成龋齿，无疑对牙齿造成损伤。关于引发急性腹痛显而易见，胃肠骤然受惊，刺激肠黏膜和胃肠壁的神经末梢，引起胃肠不规则收缩，出现胃肠痉挛，发生阵发性腹痛；也有的幼儿过食冷饮诱发肠套叠、急性肠梗阻等急腹症。继说多冷饮诱发咽喉痉挛很难受，调查表明，大量吃冷饮对咽喉部是很大的不良刺激，出现咽痛、流涕等症状，如果咽喉受冷刺激时间较长，黏膜血管就可急剧收缩，反射性地引起喉痉挛，是十分难受的，甚至出现口唇发紫等严重缺氧症状更是不妙。又说多冷饮会发生心绞痛并非小毛病，尤其是中老年人过多食用冷饮可使冠状动脉发生痉挛，管腔变窄，血流减少，造成心肌缺血、缺氧、会引起心绞痛。还说冷饮性头痛实在痛苦，一次进食冷饮过多，会刺激口腔和食道黏膜，可反射性地引起头部血管痉挛，最初表现为舌头、上腭和头顶发麻，然后随着血管扩张会发生搏动性头痛（如太阳穴跳痛等）是十分痛苦的。说到多吃冷饮会导致营养缺乏症，不少人是不知道的，事实上多吃冷饮可损伤孩子舌黏膜上的味蕾，致使品尝不出饭菜的味道，难怪许多孩子冷饮吃多了便不肯吃饭；再者，冷饮中含糖量高，可大量消耗人体中维生素，由于体内维生素缺乏，会使唾液、消化液分泌减少，导致食欲减退；此外，多吃冷饮后胃肠道内温度徒降，胃部血管收缩，血流减少，使胃蛋白酶、小肠淀粉酶及脂肪的分泌减少，从而影响人体对食物的消化与吸收由上述道理看来，多吃冷饮会导致营养缺乏症也就不足为怪了。适当吃一点冷饮是可以的，既可去暑又可调剂胃口，但清晨不要吃，可在吃饭前后半小时吃少许，运动多出汗应选喝点淡盐水，让身体的热量散发出去一部分，然后再饮冷饮为好。

第二十六节　热水袋

天冷时，人们为御寒，常使用热水袋，该用品不但可以暖手暖脚，还有养生保健以及治病作用。医学表明，用其敷脚能活络暖身，帮助睡眠。用其外敷可促进局部和周身的血液循环，加速新陈代谢，对因寒引起的胃病、关节、疼痛都可起到缓解作用。治疗普通咳嗽时，可将内袋60℃～70℃热水的热水袋置于患者穿1件内衣的背部，持续2～5天，有较好的疗效。这是因为背部热敷可使上呼吸道、气管和肺等部位的血管扩张，加快血液循环，增强新陈代谢和白血球的吞噬能功。注意，发现皮肤潮红应立即停止使用。

有关人士告诉人们，热水袋宜灌 80～90℃之间的热水，切不可灌进刚滚开的开水，因为水温太烫，会加速橡胶的老化，缩短其使用寿命，热水也不要装得太满，到热水袋的 2/3 就行。热水袋不应在阳光下暴晒，也不能放火炉旁烘烤，以防橡胶变硬、发脆而老化。忌与酸、碱、油、樟脑丸接触，以防橡胶氧化，失去弹性而被毁坏。防止碰撞尖硬东西，如果沾上油污，忌用硬刷子或肥皂刷洗，应用清水洗净揩干。每次用完后把水倒掉，然后吹些气，以防内壁粘连，宜倒挂起来，注意热水袋中的水不宜再用，因橡胶制品加工中加入了其他化学物质，次日早晨虽袋内的水温热，不能用来洗脸刷牙，因它含有有害物质。若长时间不用，应晾干，抹上滑石粉，吹些气拧紧，以防内层粘合损坏，平放在盒内，置于阴凉干燥处保存。

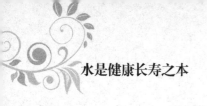

第二章 生活用水讲科学

第一节 洗脸 漱口刷牙 洗脚泡脚

养生保健专家倡导：洗脸用冷水，漱口刷牙用温水，洗脚泡脚热水好。

俗话说："冷水洗脸，美容保健"，"热水洗脸，皱纹出现"，一天中以早晚各洗一次为宜。医学认为人的面部有一层薄膜，可保护皮肤的皮脂膜，每次洗脸之后要经过 3～4 个小时，才能再度形成新的皮脂膜，如果洗脸过勤，皮脂膜还没有形成，就遭到了破坏，使皮肤受到刺激，长久如此，容颜衰老。一年四季坚持用冷水洗脸，能促进皮脂分泌，使皮肤显得白皙、光洁、富有弹性，不易感染皮肤病。冷水的刺激可以改善面部的血液循环，改善皮肤组织的营养结构，增强皮肤的弹性，消除或减少面部皱纹。寒冬腊月用冷水洗脸，大脑皮层便立刻兴奋起来，指挥全身各个系统加强活动，增加产热，机体的耐寒能力便可增强，提高了耐寒能力，对预防感冒、神经性头痛、神经衰弱失眠等疾病有一定的防治作用。再说冷水的刺激会使鼻腔内的血管收缩，冷水的刺激消失后，这些血管又会扩张起来，这一张一弛是一种良好的血管体操，可大大提高呼吸道与血管神经方面抵御疾病的能力。作者本人一年 365 天支持冷水洗脸，虽七旬老翁多年来寒冬腊月均未用过油脂膏而脸无皱纹，也几乎不感冒。

卫生界人士提醒人们，忌在长时间看完电视后不洗脸，因电视机内，电子流不断袭击荧光屏，使其产生静电荷，容易吸引灰尘，使人长时间处于大量灰尘的包围中，这种灰尘中，含有大量的微生物和变态粒子，容易使人得皮肤病，所以常在电视荧光屏前工作的人，脸上常出现斑疹等，因此，看电视要保持足够的距离。室内要保持清洁，荧光屏常擦干净，看完电视洗个脸，有益身体健康。

讲卫生、善于养生者都有一个好习惯，早晚刷牙、用餐及吃苹果后用温水漱口，如果经常吃苹果而又不及时漱口，极容易导致龋齿的发生，这是因为苹果含有 10% 的发酵糖类，这是一种极易损害牙齿的腐蚀剂，所以吃过苹果后应及时漱口。口腔科医生告诉人们，漱口及刷牙宜用温水，资料表明，人的牙齿适宜在 35～36.5℃ 的口腔温度下进行正常的新陈代谢，如果经常用过热或过冷的水漱口、刷牙，给牙齿以骤热或骤冷的刺激，从而影响牙齿的正常新陈代谢过程，容易导致牙龈出血、牙龈痉挛或其他牙病发生，日久会出现"人未老，牙先老"的结局，促使牙齿提前脱落。饭后马上刷牙容易损坏牙床，从而引起牙龈出血、脓肿、疼痛等炎症反应，久而久之，使牙缝增大，牙龈萎缩。牙根裸露，牙齿过早的地脱落。科学刷牙要做到"三三三"，即每天刷牙三次，每次都在饭后三分钟刷，每次刷三分钟。刷牙时不用力过猛，可进行上下刷，不少于 7 个来回不宜横向刷，因为牙齿的颈部、釉质覆盖层很薄，如果横向刷牙，久而久之，机械性损伤，很容易使牙齿造成"√"型缺损，从而使牙齿本賵裸露，引起牙齿过敏或松动，严重者导致楔部缺损，牙龈发炎、疼痛等。医生提醒，老人及儿童由于生理上的原因，牙龈柔软、脆弱，如果使用硬毛牙刷，会常因硬质毛束的碰撞，造成不同程度的损伤，引起牙周炎等疾病，因此应选用较柔软毛制的牙刷为好。医生提醒，牙刷不宜久用不换，因为牙刷上面不断沾染着各种细菌，使用时间越长，沾染的细菌越多，可引发疾病，尤其对身体虚弱，免疫力低下的人，更是一种潜在威胁，因此要常换牙刷，特别是患病痊愈后，更应该换一把新牙刷。刷牙时要用牙膏，如今的市场经济，牙膏品种繁多，各有千秋，选取时要着重看其清洁和保护口腔的程度，不要看其泡沫的多少，业内人士说，泡沫的多少，取决于其原料含量的多少，多泡沫牙膏含皂量在18%以上，皂质在口腔唾液中容易分解成苛性碱或酯酸，它们刺激口腔黏膜，而且破坏口腔中的酵酶，另外因含皂量大，摩擦力降低，影响清洁效果，所以多泡沫牙膏具有一定的危害性，应尽量少用或不用。医生说健康者，口腔无病不宜使用药物牙膏，选用不当会发生副作用，某些药物牙膏含有较多生物碱及其它刺激物，对口腔黏膜有一定损伤。即使使用药物牙膏，也不要长期使用同一种药物牙膏，否则，口腔内的细菌，会产生耐药性，交替使用几种不同的药物牙膏，细菌不易适应，便于杀灭，有利于口腔保健。医生提醒选择药物牙膏应"对症下药"：1. 防治龋牙，可选用氟化钠、氟化钾、氟化亚锡等含氟牙膏，因为氟化物中的氟离子可增强牙齿结构，提高牙齿的抗酸能力。2. 患有牙锈和口臭的患者，可选用"美加净""叶绿素"等含铵牙膏。3. 牙周炎、牙龈红肿患者，可选用有消炎、止血功能的牙膏，或含有中草药成分的牙膏，如"洗必太"牙膏，可杀乳酸杆菌、链球菌，对牙周疾病有预防作用。4. 牙面遇冷、热、酸、甜便出现疼痛，可选脱敏、镇痛牙膏。5. 预防牙出血、酸蚀、牙质过敏等或为消除烟垢，茶垢，可选加酶牙膏，或中草药牙膏"两面针""芳草"等。6. 预防感冒可选用"连翘""雪莲"等防感冒牙膏。医生呼吁刷牙忌刮舌苔！舌苔表面有许多颗粒突起，统称为舌乳头，其内有味觉感觉器——味蕾，它具有感受、辨别酸、甜、苦、辣、咸各种味道的能力，如果舌表面扁平细胞脱落，就与食物粘液、细菌、混合形成舌苔，是医生诊断疾病的重要依据之一，刮舌苔则容易损坏味蕾，致使舌乳头萎缩，味觉迟钝，食欲下降，势必损害身体健康。

医生说"热水洗脚、泡脚如吃补药"，双脚远离心脏，血液供应少而慢，加上脚部脂肪层薄，保温能力差，双脚寒冷会反射性地引起上呼呼道功能异常，降低人体抵抗力，这时候病菌就会乘虚而入，使人患感冒、支气管炎等疾病。睡前用45℃左右的热水洗脚时，脚上经脉一通，能促使气血运动和新陈代谢，既能促进睡眠，又能相对减少脑充血，缓解头痛，有助于降低血压，对预防失眠、冻疮妙如吃补药。热水洗脚固然好热水泡脚会更好，在泡脚过程中，需要不断向盆内添加热水以使水温始终保持在所能承受的较高温度，泡脚时间宜在半小时，泡脚洗脚结束用干布揩干脚，接着用手掌搓摩双脚底，按摩涌泉穴，喝杯热开水，更是养生保健高招。医生告诫人们，千万别用冷水洗脚，如果用冷水洗脚，会使皮肤细胞收缩，抑制血液循环，对身体健康十分有害。

第二节　洗头　洗发　洗手

不少年轻人习惯于早起或晚睡前洗头，专家说不好，清早起床后洗头，然后清清爽爽地出门上班，日久可能引起头发干燥、断发、头皮屑增多、脱发，甚至头痛等疾病。临睡前洗头，然后带着湿漉漉的头发睡觉，第二天起床后昏昏沉沉头痛乏力，专家说"晚上洗头，老来头痛"，不能不引起众人的警惕，尤其冬天睡觉前不宜洗头，在寒冷的冬季，体内外温差较大，用热水洗头后，由于温热作用，会使头皮毛细血管扩张，机体向周围辐射热量增加，同时洗头后由于大量水分被蒸发，带走了很多热量，这样机体受冻，呼吸道毛细血管收缩，局部血流量减少，抵抗能力下降，病毒或细菌会乘虚而入，生长繁殖，造成上呼吸道感染，从而出现感冒症状，尤其在头皮还未晾干的情况下睡觉，体温调节中枢功能下降，更加容易引发感冒。行家告诫人们，洗头时可用碱性弱的洗发精，切不可用碱水洗头，因为碱水碱性太强，洗头后容易造成头发发黄、焦枯、分叉、易断、头屑多、头皮发痒难忍等不良症状。

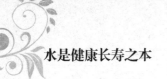
适时用温热水，用碱性不强的洗发精洗头有益头发清洁、柔亮，并减少头皮脱落，洗发时用温热水加盐100～150克洗头，揉搓几分钟，再用洗发精，并用温热水冲洗干净，洗过的头发很干净。洗发不宜太勤，因为洗发过于勤快，会洗去过多、有保护作用的皮脂，而使头发失去润泽，也会使头发枯黄，易断，增多皮屑引起头皮发痒。更重要的是，洗发太勤，会减弱头皮的保护及屏障作用，容易招致细菌感染，从而诱发皮炎，头皮疖肿等头部皮肤病，上面已经提醒，切不可用碱水洗头洗发。

人们常说"病从口入"，实际上，病菌都是通过手的接送进入口中的，所以也可以说"病经手入"，可见洗手的重要性。正确的洗手方法是先用流动的水使手腕、手掌和手指充分浸湿，打上肥皂或洗手液，均匀涂抹，搓出泡沫，让手掌、手背、手指、手缝等都沾满，然后反复搓揉双手及腕部，整个搓揉时间不少于30秒，然后再用流动的自来水冲洗至手上不再有肥皂泡为止，一般情况下，上述操作重复两到三遍，洗手时要注意清除易沾染致病菌的指甲、指尖、指甲缝、指关节等部位，也要注意清洗戴戒指的部位，手洗净后用干净的个人专用毛巾、手绢或一次性消毒纸巾擦干双手。保健专家提醒，下述八种情况应洗手：1. 饭前饭后：除去手上沾有的细菌和污物，避免病从口入；饭后洗手是为了洗去用餐时沾在手上的口腔分泌物及油腻物。2. 便前便后洗手：男性小便时用脏手接触阴茎，会增加致病菌侵入尿道口的机会；男女性大便前洗手，避免因持纸擦肛门时用力过猛弄破手纸，手指甲直接划伤肛门口的皮肤或粘膜组织，造成手上的致病菌入侵人体。便后洗手是洗去在接触肛门、臀部或便具时接触到的脏物。3. 回家后洗手：调查发现从外归宅的人的双手，致病菌吸附量占19%，污物占18%，汗液分泌量占30%，因而，此时双手的抵抗力最低最差。4. 点钞后洗手：钱币上的细菌及污物很多，手直接接触，致病菌毫不经意地带入自己的口中和眼睛中。5. 房事前洗手：夫妻在过性生活时，双方的手均会接触对方的性器官，脏手会将病菌带入生殖器内，引起内外生殖器感染。当然，房事后亦应洗一下手，这样可将手上留有的性器官分泌物洗干净。6. 接触宠物后洗手：宠物的毛发隐藏病菌，手被宠物舔了之后，因其唾液可能含有害病菌。7. 接触食品前洗手：有效防止病从口入必须在准备和递送食品前都要认真洗手。8. 其他：照顾病人后，接触垃圾扣，打喷嚏或擦鼻涕后，为婴儿更换尿布后，用键盘打字后都应立即清洗双手。

洗手时常用到洗手液，业内人士说，使用洗手液时不要兑水，否则会影响功效，因为洗手液的浓度和成分配置是有科学依据的，里面有抑菌、消菌成分和活性剂，配比使用达到消毒效果，如果毫无比例地加水，会使洗手液失去抗抑菌和消毒作用，降低洗手液的功效。

手上有异味，怎样来清除呢？有关人员教您四招：1. 用点醋洗手可洗去手上的漂白粉味。2. 先放点盐搓手再洗，或用生姜片搓擦，再用肥皂洗，可去掉鱼腥味。3. 用咖啡渣洗手，可去掉大蒜味。4. 用香散擦手，可去掉洋葱味。

第三节　洗　衣

新内衣应先洗后穿。因加工过程中，常用甲醛树脂，荧光增白剂，离子树脂，浆等多种化学添加剂处理，以达防缩、增白、平滑、挺括、美观的目的。如不清洗就穿身上，残留在衣服上的化学剂，与人接触，会使皮肤发痒、发红或引起皮疹等过敏反应。

怎样漂洗白衣服呢？取一盆干净凉水滴进 3 ~ 5 滴纯蓝色钢笔水，用手搅匀，然后一手把配好的蓝水连续搅动，一手将洗净漂清的白衣服放进淡蓝水中，上下反复提拉 3 ~ 5 次后捞出，搭在日光下晒干，或放在通风处晾干，衣服就显得格外白净。

搓洗白背心的方法是，先用清水洗，再用肥皂或洗衣粉轻轻搓一搓，不再漂洗，放入塑料袋里扎好口，置日光下晒1小时以上，然后再搓洗，漂清，即可干净洁白。

防白衣发黄有妙法，实际操作时，经常用淘米水浸洗就不易发黄，洗净后再放入滴有纯蓝墨水的清水里漂洗，对防止发黄也很有效。

衣衫巧去褶的措施是，先将衣服放入15℃左右的温水中，然后加入少许食醋和几滴大蒜汁，待衣服泡1~2小时后，用清水漂洗干净，不拧水，抖一抖，晒干即可。

洗蚊帐时，用鲜生姜煮出的水浸泡3小时后，再轻轻揉搓，就很容易洗干净。

漂洗丝绸衣物时应用中性肥皂，若用普通肥皂洗，衣物会变黄，已经变黄的丝绸衣物可泡在干净的淘米水中，每天换一次水，两三天后可褪去黄色。如用柠檬汁水漂洗，效果更佳。

洗涤衣领、袖口前要充分用水浸湿，可在衣领、袖口上均匀地涂上一层牙膏，用毛刷轻轻刷洗1~2分钟，然后在其抹上盐末，再轻轻揉洗，然后用清水冲洗，最后按常规洗涤，就会分外干净。

衣服染上汗水，时间稍长就容易出现黄色斑渍，用洗衣粉、肥皂都不容易洗净，巧洗汗衣有四法：一是把汗渍衣服放入20%的淡氨水里进行漂洗、再用清水搓洗。二是把汗渍衣服放入3%~5%的食盐水中浸泡半小时，用清水漂净，再用洗衣粉或肥皂洗净。三将生姜切成碎末，撒在有汗渍的地方，然后沾水搓洗。四用淘米水或豆浆水洗涤效果甚佳，最后用清水漂洗后还有一定的漂白作用。

衣服由于种种原因，往往发生这样那样的污渍，我们应分别对待，人们各有妙招进行清除，去除霉斑渍——用浓热肥皂水反复刷洗；或用绿豆芽揉搓，后用清水漂洗；或先在太阳下曝晒，然后用冬瓜瓤擦洗。去除血污渍——将衣服浸在冷水里，血迹处吐几滴唾液搓洗即可；或先用冷水漂洗，再用氨水洗，最后用清水漂净；或用胡萝卜汁并拌上盐搓洗；或先用生姜擦洗，再用冷水搓洗。去除果汁渍——白色衣服和棉织物上果渍，先浸入水中，浸湿后稍拧干，在果汁部位滴几滴"84 消毒液"，稍等片刻，打上肥皂搓洗，然后用清水洗涤干净；亦可用酒石酸或双氧水洗涤。去除果酱渍——先把衣服用水浸湿，用洗发香波刷洗，再用肥皂、酒精清洗，最后清水漂净。去除酱油渍——用洗衣粉加 2% 的氨水洗涤，然后用清水冲洗干净；或用 2% 的硼砂溶液洗。去除铁锈渍——按草酸和水 1∶20 的重量比配成溶液，把衣服粘有锈迹的地方浸泡到草酸溶液里，过会儿，锈就能除掉，最后再放进加有少量小苏打的水溶液中冲洗一下。去除红黑水渍——先用水洗，再用温肥皂液浸渍一些时间，清水浸洗即可；如果是陈迹，先用洗涤剂洗，再用 10% 的酒精搓擦，就可除掉。去除蓝墨水渍——新迹用洗涤剂及时洗，洗衣粉洗后，再用 10% 的酒精溶液洗涤可除；陈迹先在 2% 的草酸温水溶液中浸泡几分钟，再用洗涤剂洗可除；或用浓牛奶洗除。去除墨渍——及时趁湿用冷水洗去，剩下的部分可用米饭、米粥，加一点食盐放在墨渍处搓洗；或用 4% 的大苏打水刷洗可除。去除油墨渍——用粉笔蘸水擦洗比用肥皂效果好。去除印泥油渍——用热肥皂液浸泡 10 分钟后搓洗，再用 95% 酒精擦洗，即掉。去除油漆渍——趁油漆未干，先用汽油或松节油在污渍反面反复涂擦，再用醋搓洗，最后清水漂净；或用酒精滴在漆污处，反复擦洗，再用温肥皂水搓洗，最后清水漂净。去除咖啡渍——立即用热水搓洗即可；如污渍已干，用甘油和蛋黄混合液涂拭，待稍干再用清水漂洗干净；或用稀氨水、硼砂和温热水涂擦也可除去。去除口香糖渍——用布条蘸汽油涂擦。去除泡泡糖渍——用酒精擦掉。去除油渍——用工业用汽油擦洗，如油渍过重，可用松节油擦，待油渍溶化后，再用肥皂水或碱水漂洗，然后用清水洗净。去除猪油渍——用板栗汁洗。去除桐油渍——用豆腐渣洗。去除煤油渍——用桔皮抹擦，再用清水漂洗。去除圆珠笔油渍——用冷水浸泡，然后用四氯化碳擦洗；或用汽油洗后再用洗涤剂洗也可除去，切忌用热水泡；或先用肥皂洗涤，再用 95% 酒精擦洗。

去除药膏渍——用酒精或烈性白酒搓擦，待起污后用洗涤剂洗，最后用清水漂洗。去除沥青渍——用小刀将衣服上的沥青刮去，用四氯化碳水浸一会，热水揉洗即可；或用松节油、汽油反复涂擦，待污渍去除时，浸入热肥皂水中洗涤即可。去除万能胶渍——可用丙酮（化工原料商店有售）滴在斑渍上，然后用旧牙刷在斑渍处反复刷擦，再用清水洗净。去除尿渍——如果是新尿渍，先用 10% 的氨水液刷洗，再用加水的食醋洗，最后用清水漂洗。

第四节　洗　澡

　　人们的日常生活除每天洗脸、刷牙、洗脚外，隔三差五的洗澡也是必要的，尤其是炎热的夏天更是要天天洗澡，有人有时可能一天洗几次澡，这对于保持皮肤汗腺分泌，清洁皮肤，维护健康是非常重要的。

　　洗澡最理想的时间是晚上临睡之前，这时洗一个温水澡，既能松弛全身肌肉和关节，也能加强血液循环，让你舒舒服服地进入梦乡。为清洁皮肤可使用碱性不强的肥皂，搓操要适中，如果搓擦皮肤时用力过大，可破坏皮肤的保护层，导致病毒入侵，进而引起传染性软疣，病变会进一步扩大，甚至引起继发性细菌感染。洗毕用拧干的清洁洗澡毛巾擦干身体就行了，夏季有的人士很喜欢涂抹爽身粉，专家提醒"爽身粉，悠着用！"爽身粉致癌已被医学证实，临床认定如果女性长期在外阴部、大腿内侧、下腹部等处搽用爽身粉，可使卵巢癌的发生率增加 4 倍。

　　冬季洗澡一般为每周一次为宜，水温在 40℃ 左右即可，太热会使人晕倒，过低又容易感冒，时间不要过长，因为热水浴使血液大量集中于体表，时间过长极易疲劳，还会影响内脏的血液供应和各种功能，使人虚脱。饱食和空腹均不宜入浴，饭后立刻洗澡会妨碍食物的消化和吸收，日久引起胃肠疾病。空腹入浴会发生低血糖，容易疲劳、头晕、心慌，甚至晕倒。酒后是不能立刻洗澡的，因为人在饮酒后，体内储备的葡萄糖在洗澡时会因体力活动和血液循环加快而大量地消耗掉，而酒精此时抑制了肝脏的正常生理功能，使其不能将储存的肝糖元转化为葡萄糖及时地补充到血液中去，造成血糖含量大幅度下降，诱发低血糖，严重者可引起休克。

特殊人群小宝宝和老年人洗澡要多留心。小宝宝洗澡水温不凉不烫，不时添加少量热水，以保持水温，加热水时注意防止烫伤宝宝。动作要轻柔、敏捷，可先用手沾上温水浇湿孩子双脚，然后将其身体慢慢放入温水中，接着用手沾水轻拍胸、腹、背部，反复几次，以慢慢适应，洗澡时可选用中性婴儿皂，或婴儿浴波，整个洗澡过程宜在10分钟左右，洗后不要抹爽身粉，注意婴幼儿喂完奶或进食后至少间隔1小时才能洗澡，预防接种后24小时内不要洗澡，小儿生病发烧退热不足48小时也不宜洗澡，为避免多种传染病，应避免去公共浴室洗澡。老年人洗澡洗"半身浴"有益健康，水温在37～39℃左右，浸泡在肚脐部，研究证明，在此水温浸泡的老人，血压和心跳几乎没有变化，副交感神经处于最佳状态，整个身心很容易得到放松。心脏不好的老人洗全身浴，水浸泡到肩部，水压会给心脏带来负担，对心脏不利；加之肺部受到压迫，也易造成呼吸紊乱，甚至出现意外。患有高血压，动脉硬化，糖尿病的老年人切不可在42℃以上的温热水中浸泡过久，以免血小板变得活跃，容易形成脑血栓、心肌梗塞等。医学认为老人常洗下身可治痔疮、便秘、前列腺炎、失眠、强健胃肠等。水温以舒适及有热感为好，大便后或睡前操作更好，使用的小毛巾应常以阳光消毒。治疗痔疮时，通过来回擦洗，既可清除细菌污染，又可改善肛门内外的血液循环，缓解和减少痔疮的症状和复发。便秘患者可经常进行稍长时间的擦洗或坐浴，可消除肛门括约肌的痉挛和疲劳，有助于排便通畅。老人常洗下身，通过热水的物理作用，能促进生殖器的血液循环，改善局部血液供应，避免尿道逆行感染以及前列腺炎的发生。老人睡前用热水反复擦洗或熏蒸肛门、对治疗失眠有较好效果。常以热水清洗下身，有助胃肠蠕动，增强胃肠的消化功能，还能预防肠癌。

对于体力虚弱，大手术后，慢性病生活不能自理的病人，洗澡可进行床上擦澡，擦前应先调节好室内温度，以防病人受凉，顺序是将大毛巾铺在病人颈下，遮住枕头和被头，把手中折成两层缠在操作人手上浸蘸热水，按需要抹肥皂。为患者洗脸、颈部注意脖子皮肤皱褶处和耳后，用稍湿的毛巾擦去皂沫，再用拧干的热毛巾擦洗干净。然后给病人脱去上衣，用大毛巾铺在床边上，胳臂放在大毛巾上，同上法擦洗。再擦对侧上臂，注意腋窝清洁。接着把盆放在床边，浸泡双手洗净指缝及手指甲。擦胸部时，女同志应注意乳房下部，擦洗腹部注意肚脐。协助病人翻身擦背部、臀部，同时按上述褥疮预防法按摩骨隆突部位。穿好上衣换水，脱下裤子擦两腿前后内外各侧。最后将盆放在两脚中间，下边应先垫上塑料布，浸泡双脚并洗脚。最后刷盆换干净水，擦洗会阴及肛门周围。用干毛巾揩干所擦部位后，穿上裤子。

随着时代的进步和人们保健意识的提高，冷浴、刷浴正走向平民大众。冷水浴就是用5℃~20℃之间的冷水洗澡，当然也包括冬泳，常使用的冷水浴包括以冷水洗头洗脸；双足先从20℃开始，逐步降到5℃；接着用浸泡冷水的毛巾擦身，用力不太猛，时间不过长；最后是沐浴，先从35℃温水开始，逐渐降到用自来水洗浴。冷水浴锻炼应先活动身体进行热身，如出汗应待汗干或用毛巾擦干后方可入浴。用双手快速地摩擦全身，从身体到四肢由上而下，均匀摩擦至感觉发热，可将冷水先抹在脸、手臂和大腿等处，当身体由不适应逐步转为适应，便可直接用冷水进行冲洗，边冲边摩擦，冲洗时间一般为10分钟（冬季为5分钟）左右，浴后迅速用干毛巾擦干身体，穿上衣服，并用双手摩擦关节部位，以预防关节炎。许多受益者的实践表明，保健功效明显，洗浴后精神抖擞，头脑清醒，各器官活动加强，对冷的刺激进行有力抵抗，全身组织和系统也因此得到锻炼。医学界把冷水浴又称为"血管体操"，使血管弹性增强，有助于预防血管硬化，减少心血管疾病的几率。持之以恒者，冬季适应寒冷的能力很强，预防感冒极佳，也增强了消化系统功能，使人食欲旺盛，对慢性胃炎、胃下垂、便秘等病症有一定的辅助治疗作用。关于冷水澡早上起床后进行为好，因为一夜睡眠充分休息，身体就足够的能力对付寒冷的刺激，而冷水的刺激可消除睡醒后尚持续的神经抑制状态，使人精神振奋，神清气爽，有利于当天的工作和学习。冷水浴在晚上进行不好，因为晚间人比较疲倦，机体适应性差，如过于寒冷或骤然受冻，身体就难产生较多热量来适应，弄不好还会生病，对初练者尤应如此。此外，临餐前、饥饿时、刚吃完饭，剧烈运动后都不能立刻洗冷水澡。养生学家告诫人们，血压过高、关节炎病人、神经疼痛者，以及对冷过敏的人均不能洗冷水澡，因为血压过高的人，皮肤一接触冷水，血管急剧收缩，大量血液涌回心脏，使血压更升高。关节炎、关节痛、坐骨神经痛及其神经痛的人，因神经受寒受凉后，疼痛会更加剧烈。寒冷性荨麻疹、冬委瘙痒症等对冷过敏的人，在疾病发作期间不要洗冷水澡，以免加重病情。不发作时可进行逐步降温法，即最初洗热水澡，渐致为温水澡，再步步降低水温，直到水温已相当低但又不发病为止。最后说一说风靡一世的刷浴，即是一把带有手柄的圆头鬃刷，顺着人体经络的走行刷浴身体皮肤的各部，从而达到健身的目的。刷浴有干刷和水刷两种，前者是每晚临睡前用鬃刷直接刷浴身体皮肤各部，连续刷3遍，后者则是在洗澡时用鬃刷反复刷浴身体各部，连续3遍，每日1次。具体方法和步骤是：刷上肢时，先从上肢肩前开始刷起，沿内侧向手掌方向刷3遍，再由手背沿上肢外侧至肩部后侧刷3遍。刷背部和腰臀部时，先从肩部后侧向下刷至腰部，再由腰部刷至臀部各部均要刷3遍。

刷下肢时，先从臀部沿下肢外侧、后侧刷至足部、再从足部沿下肢前侧、内侧向上刷至下腹部，各部均要刷3遍。刷腹部和胸肋部时，从腹股沟处开始，向上刷至腋下和肩前。乳房下垂的妇女在刷胸部时，可稍加用力向上方抬刷，再沿顺时针方向环形加刷双乳各3遍，这样做，有利于防止和矫正乳房下垂。

第五节　洗　菜

　　吃菜要新鲜，烹饪前必须洁净，菜农为防止害虫，常在很多叶类菜上喷洒农药，尽管国家三令五声，但仍有不少菜农有令不止，我行我素。再说天冷时节有人怕水寒冷冻手，不愿下功夫洗净菜，或是许多人认为天冷无害虫，菜农不打药便马虎洗洗菜，其实天气寒冷，蔬菜多进入大棚，棚内湿度较高，菜农照例打农药。医学认为农药残留不消除，极易发生食物中毒，出现头晕、头疼、恶心、呕吐、食欲减退、倦乏、视力模糊等症状，中毒严重者可伴腹痛、腹泻、精神恍惚、语言障碍等，可见天冷洗菜同样要彻底，不可草率、马虎。如何清除蔬菜上残余的农药，正确的做法是一泡、二烫、三削、四洗。小白菜、油菜等叶类易残留的菜，可用流动的清水漂洗后并在水中浸泡，最好用淡盐水或淘米水浸泡半小时。菜花、豆角、芹菜、青椒可在下锅前用开水烫一下，可清除90%的残留农药。瓜果类蔬菜削皮后再用水漂洗，可基本清除残毒。金针菜、韭菜花之类的蔬菜可放在水槽中漂洗，一边排水一边冲洗，可洗的干净无毒。

　　洗菜洗的巧，省时省力是妙招。叶菜有小虫，可将其泡在淡盐水中3－5分钟，然后在自来水下用流水冲洗即净。香菇先在湿热水中浸泡5分钟，后用细软净布沿纹轻拭，再放入清水盆中漂洗即可。豆腐表层粘附脏物时，可将豆腐放在塑料漏斗里，用自来水轻轻冲洗，豆腐既完整不碎又洁净如初。螺蚌先在水盆中养2天，并在水中滴少许植物油，螺蚌会将肚中泥沙"倾囊吐出"。猪肠在淡盐醋混合液中浸泡片刻，然后摘去脏物，再放入淘米水中浸泡并搓洗，若在淘米水中放几片桔皮，肠中异味更易除掉。海蜇皮先放入50%的盐水中泡片刻，再放到淘米水中清洗，最后在自来水中冲洗，可清除皮上的沙粒。鲜猪肉表面粘上脏物，用清水洗很难洗净，若将其在淘米水中浸泡数分钟再洗，脏物即可洗净。猪肚很难洗净，操作时先用力轻轻地将里面的脏物刮掉，用水冲洗一下，然后将适量面粉撒在猪肚上，用手揉搓5分钟，再用清水冲洗干净，为彻底干净可照此法再洗一次。猪心、猪肝先放在面粉中"滚"一下，放置1小时用流动的清水洗净。带鱼如果脏的话，可先用淘米水洗，然后用清水洗净。从市场上买回的冻鸡、冻鸭、冻鱼、冻肉，可将其在姜汁液中浸泡30分钟再洗，不但其上面的脏物易除，还能消异味、增鲜味。

第六节　烹饪巧用水

餐饮行家告诉人们烹饪用水有讲究：

蒸馒头用冷水，可使馒头均匀受热，弥补发酵不足，使馒头松软可口。

炒菜用开水，冷水炒的时间长，菜变得又老又硬，不但不好吃，而且颜色变深不好看；开水炒菜炒出的菜脆而嫩。

煮肉用开水，开水煮烂时间短，并可保持营养成分，且味道鲜美。

炖鱼用冷水，适量一次放足，中间加水会冲淡原汁鲜味。

炒藕丝边炒边加水，可防止变色。

炖排骨忌中间加冷水，温度突变会引起蛋白质、脂肪迅速凝固变性，影响营养和味道。解冻用冷水，冻鱼、冻肉用热水化解，时间反会延长，且会使鱼、肉失去鲜味，远不如冷水化解的好吃。

炒肉丝、肉片时，除加葱、姜、蒜、酱油等辅料外，适当加点水搅拌均匀。爆炒时加少量水翻炒，可以控制和弥补肉水分的损失，这样炒出的肉比不加水的柔嫩、鲜美。

菠菜烹制前先将其放入开水中烫一下捞出再拧去水分，能除去80%的草酸，这样既可去掉涩味，又能减少草酸对人体的危害，因为草酸会与食物中的钙结合生成不溶于水的草酸钙，可能引起钙质缺乏症。

茄子中含有大量一氧化碳，遇酸、碱或空气中的氧铁等金属，会变黑，怎样使烧茄子不变黑？正确的做法是切后浸泡在冷水里，或下锅前再切。

炒土豆丝时，可把切好的土豆丝放入清水中浸洗，用旺火快炒，翻炒快而匀，及时出锅。最好先用葱花炝锅再放，急速煸炒，土豆丝成全白色，淋水，追加盐、醋、味精、这样炒出的土豆丝脆嫩、清爽。

炒豆角时，先将豆角在开水中氽烫一下，捞出后撒上些盐再进行烹调，这样炒出的豆角颜色鲜绿，味道可口。

烹制速冻青菜时，先将冻菜放入冷水中浸泡一会，去掉冰碴，洗净，用旺火炒，可保持速冻青菜鲜嫩、味美。

烹制冻萝卜时，先将冻萝卜放入冷水中浸泡 1 小时，揭去其上的冰冻，洗净，切片或切丝，旺火快炒并烧熟。

吃蛋时可将蛋放入大口保温瓶口，倒入大半瓶沸水，2 小时后即可食用。

第七节　煮饭　蒸馒　熬粥

煮饭先淘米，更要去除大米中的砂粒，操作时用大小两只盆，大盆中装多半盆清水，米和适量水放小盆连小盆浸入大盆水中，来回摇动小盆，不时地将处于悬浮状态的米和水浸入大盆，不倒净，也不提起小盆，如此反复多次，小盆底部只剩少量米和砂粒，若掌握得好，可将大米全部淘出，小盆底只剩砂粒。从营养看，煮饭用开水，茶水煮饭更加好。开水煮饭一开始就让大米处于较高温度的热水中，使淀粉膨胀、破裂，尽快变成糊状，更容易被人体消化吸收；同时，用开水煮饭，水中的氯已减少很多，可大大减少维生素 B_1 等营养成分的损失。茶水煮饭既香又有四方面的好处：1. 茶多酚能有效地阻断亚硝酸铵在人体内的合成，从而预防和减少消化道癌的发生机会。2. 茶多酚可增强微血管韧性，防止微血管破裂而出血，还可降低血胆固醇，抑制粥样动脉硬化。3. 茶中的单宁酸可遏制过氧化脂质生成，有效防止中风。4. 茶中所含的氟化物能有效预防牙病。

　　未掌握煮饭要领，煮出夹生米饭或饭煮糊了怎么办？米饭全夹生，可用筷子在饭内扎些直通锅底的眼、加些水重焖；如局部夹生，可在夹生处扎眼重焖；如果表面夹生，可将表层翻到中间再焖。亦可以将夹生饭铲散，加两汤匙米酒或黄酒，然后用文火蒸 5－10 分钟。如果火过大或时间过长饭煮糊了，消除饭糊味的办法是把饭端下来，放在较潮湿的地方，用一根约 6 公分的大葱插入饭里，盖严锅盖，过一会儿，糊味就无影无踪了。

　　时下用电饭锅、高压锅煮饭越来越普遍，电饭锅煮出的饭好吃，操作时只要在电饭锅外覆一块厚而干的布，煮出的饭一定很香。使用高压锅时，待冲出热气后再加限压阀，等有响声后立即熄火，压力消失后可开锅食用，注意水要加的适当，饭粒便软硬合适，米饭蒸熟后让蒸汽慢慢自然放出，再拿掉限压阀，打开锅盖，米饭就不粘锅。

　　按养生学要求，饭吃七、八分饱为好，不可暴饮暴食，也不能吃饭十成饱后还捨不得丢碗，这样有害健康，医学家告诫不能吃汤泡饭，还则饭粒未经充分嚼碎，就连汤咽下，加重胃汤负担，日久易得胃病。

　　说到吃馒头，先得发面，取面粉 1 斤，温水（夏天用凉水）250 毫升，蜂蜜 1.5 汤匙，和面并揉匀，发酵 4－6 小时即可，拼成扁圆长条切成一个个的馒状放进蒸屉。在用干酵母发面时，在浸泡酵母的水中

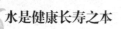

加点白糖，放置 15 分钟后再和面，这样可提高酵母的活力，发的面既快又好。还可以用杯（发酵、发酸）牛奶或豆浆代替或局部代替水来发面，调加适量的食用碱，蒸出的馒头既白又软，非常好吃。怎样来应急发面呢？如果事先没有发面，或没有发酵粉，和发面引子，而又要急于吃馒头，可按面粉、温水、食醋 50：35：5 比例调和，10 分钟后，加入 1% 的小苏打细粉，揉到没有酸味为止，这样不仅可以应急发面，而且蒸出的馒头既松，又白。别外，在面没有发足的情况下，要急于蒸馒头，可在面团上按一个小坑，倒入少量白酒，用湿布捂几分钟，即该发起，如果馒头上屉后，在中间放一杯白酒，蒸出的馒头照样松软好吃。

生面制成的馒胚放进笼屉上一个个排好，不可用开水蒸馒头，否则的话，生馒头急剧受热，热度里外不均，容易产生夹生，蒸的时间也就不得延长。正确的做法应是用冷水蒸馒，馒头上笼后，再加热升温，笼温上升缓慢，馒头受热均匀，弥补发酵不佳的缺点，使馒头松软可口，还可节约燃料。馒头蒸熟后，不要急于卸笼，先把上盖揭开，再继续蒸 3－5 分钟，最上层的馒头皮会很快干结，再把它卸下来，反扣在案板上，取下笼屉布，稍等 1 分钟，再卸下一屉，依次卸完，这样蒸出的馒头光洁卫生。如果蒸出的馒头夹生，如何补救？处理时可在锅中加少许白酒，再蒸至锅上冒热气时，馒头便可熟透。

怎样使蒸馒头不粘屉布，具体做法是，蒸熟后，先把锅盖揭开，继续蒸 3－5 分钟，使蒸汽温度下降，馒头与屉布间水分增加，从而使二者分离互不粘。

怎样使蒸出的馒头更白，窍门是在发面里揉进一小块猪油，可使馒头松软、洁白、味香。

馒头碱味过大怎么办？可在蒸锅里放少许食醋，再蒸一下，碱味可消失。

养生保健专家告诉人们：健康长寿宜吃粥。粥，可口易消化，对幼儿、老人及脾胃虚弱者尤为适宜，李时珍在一段文字中揭示"每日起，食粥一大碗，空腹胃虚，谷气便作，所补不细。又极柔腻，与胃肠相得，最为饮食之妙诀也。"医学认为，早餐食粥极佳，从生理机制讲，可以补充人体的水分，降低血液的浓度和粘稠度，使睡眠时缓慢下来的血液循环迅速恢复正常，从而使全身各器管活跃起来。上班族人士，早餐来一碗粥，辅以一只包子，一个鸡蛋，一块蛋糕，滋滋有味，营养充分，何乐而不为矣！巴马老人吃玉米粉煮的粥而健康长寿。民间有吃腊八粥的习俗，烧制方法是：将浸泡过的豆类、花生米放在水中煮开，改文火煮至七成熟后放入大米，边煮边搅，煮至粘稠时，加入葡萄干、核桃仁、芝麻、桂圆、杏仁、瓜子仁、去皮的栗子等，再用大火煮一会即成。用高压锅煮豆粥来得快，操作时将豆、米洗净放入高压锅内，加水适量（稀饭稀稠适宜为好），盖上锅盖，上火煮，待开锅后（有稳定的蒸汽从排气管排出），扣上限压阀，煮 15 分钟，豆粥即好。注意：使用前必须检查防堵罩、自锁阀、安全阀、确认清洁，通畅后才可用，使用中也注意不被堵塞。当限压阀排气时，应立即减少火候。医学认为食粥不但可以充饥，可以养生，若在粥中加入蔬菜、瓜果、肉食等可制成各式药粥，民间流传着许多药粥治病的谚语：

要想皮肤好，粥里加红枣。

若要不失眠，煮粥添白莲。

润肺又止咳，煮粥加白合。

腰酸肾气虚，煮粥放板栗。

乌发又补肾，粥加核桃仁。

若要降血压，煮粥加芹菜。

头昏又多汗，粥里加薏仁。

滋阴润好肺，煮粥加银耳。

治疗口臭症，荔枝粥除根。

要想又目明，粥中加旱芹。

夏令防中暑，荷叶同粥煮。

春季防流脑，荠菜煮粥好。

防治脚气病，米糠来煮粥。

便秘吃不消，藕粥很相宜。

伤风感冒又腹痛，生姜煮粥显神通。

马齿苋粥散瘀血，消肿除痢疗恶疮。

温中暖胃羊肉粥，益血补气疗脱肛。

肾虚遗泄鸡肉粥，健脾益气养五脏。

第八节　清洗餐具　食具

洗瓷碗：温热水中用棉织布较好，这样可去油迹，若用桔皮蘸盐擦洗，效果特别好。不宜用化纤布洗，因为化纤布是用化学原料聚合而成的高分子化合物，当细小的化学纤维附着在餐具表面后，随着食物进入人体，易诱发胃肠道疾病。

清洗塑料食具：用布蘸碱、醋或肥皂擦洗，可去污垢后用清水漂洗干净。不宜用去污粉，以免摩去塑料表具的表面光泽。

清洗不锈钢制品：用桔皮的内层蘸上一些去污粉擦洗，显得亮净，也避免擦伤。

铝制品去垢：将铝锅盖放入开水里，浸泡几分钟，待其污垢泡胀，将盐迅速撒在盖面上，用干布逐片逐段地来回擦，直到污垢擦掉为止，再用清水清洗擦干，锅盖便崭新如初。或用新鲜的苹果皮放在变黑的铝锅只，加水煮沸 1 刻钟，再用清水冲洗，锅内会光亮如新。亦可在锅内放少量水，把锅盖后盖在锅上面，水烧开，用蒸汽熏蒸，焖一段时间，待油垢变白、松软时，用软布轻轻擦拭，可清除干净。

搪瓷器皿去污：烧焦后有污迹，可在器皿中加入能淹没烧焦部分的水，再加适量的食用碱，烧热，然后刷洗，可将附在搪瓷器皿上的食物焦迹除去。

砂锅去污：砂锅结了污垢，可用淘米水泡浸并烘热，用刷子刷净，再水冲洗干净。

冲洗奶锅：烧过牛羊奶的锅，先用冷水浸泡，然后再洗刷可洗净。如先用热水洗，残剩的奶未倒尽，粘附在锅上，很难洗净。

清除镀铬制品上的铁锈：铁制镀铬制品生了锈，不能用砂纸打磨，小件可放入盛有机油的盆里浸泡8－10小时，用布擦。大镀件先用刷子或棉纱蘸机油涂于锈处，过一会再用布揩擦可除。

去除炒菜锅焦油垢：可用新鲜梨皮放在锅里，加水加热煮，焦油垢很容易脱落。

清洗微波炉：将一个装有热水的容器放入微波炉内，让其充分蒸汽，两、三分钟后，污垢被水蒸汽泡软，容易除去。再用中性清洁剂稀释的水擦洗，最后用清水洗过的抹布和干布，分别擦净擦干。

清洗煤气灶：台面将纸巾用浴厨万能清洁剂喷湿，覆盖在上面，过一段时间进行清洗，再将炉嘴和炉架卸下，用毛刷轻轻擦拭后，再用纸巾包覆住，喷上清洁剂，过会儿再清洗，即可干净。

清洗抽油烟机：表面，将纸巾用浴厨万能清洁剂喷湿，覆盖在上面，过一段时间进行清洗。其内的滤油网、风扇叶可浸泡在稀释后的清洁剂中，待油污浮起后，用牙刷或丝瓜布刷洗净即可。

菜刀除锈：用马铃薯片或萝卜片加细砂擦洗；或用切开的葱头涂擦；亦可在菜刀用完后涂一点生油或用姜片擦干。

菜刀除腥：切过鱼、肉、葱、蒜的菜刀有腥味，可用姜片擦几下或擦点姜汁，既可除腥又可防锈。

清洁案板：案板是造成食品交叉感染的良好基地，据科学测定：每平方米案板上有葡萄球菌25亿个，大肠杆菌45亿个，再加上细菌的不断繁殖，污染就更重，所以不清洁的案板，极易感染各种疾病，为

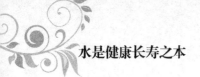

此，清洁案板至关重要。卫生防疫人员告诉人们，应备两块案板，"生板专切生肉、生菜;""熟板"切割熟肉、熟食。每隔3－5天，切完食物后，就在案板上均匀地撒上一层食盐，吃完饭后用菜刀沿案板的表面，轻轻将食盐和食物残渣、木板残渣等统统刮掉。接着用硬棕刷在流水下刷洗干净，并放在太阳下照晒，阳光的紫外线可将细菌消灭干净。

冰箱除垢：用软布蘸牙膏慢慢擦拭，污垢可消除。

清除水龙头污垢：变黑了的水龙头，可先用干布蘸面粉擦拭，再用湿布擦拭，最后用干布擦净，可光亮如初。

清除陶瓷砖污迹：陶瓷砖出现了污迹，千万不能用金属器具铲刮，也不可用砂纸擦拭，否则，会使砖的面层受损，变的粗糙，出现划痕，更不能用盐酸或硫酸溶液刷洗，因为它们会腐蚀砖缝水泥填缝，造成瓷砖松脱。应该根据不同的污迹，采用不同的去污方法：石灰水斑迹先洒水湿润，用棕刷擦掉，再用干布抹净；食物油污或餐汁可用温热肥皂水刷洗，然后用清水洗抹干净；水泥浆硬迹可采用滑石磨去。

清洗厨房墙壁瓷砖：厨房瓷砖墙壁上，油渍形成的黄斑，可喷浴厨房万能清洁剂，再贴上厨房纸巾，15分钟后进行擦拭；或直接将少量地板清洁剂倒在丝瓜络布上，擦拭黄斑，然后用清水清洗。砖缝较难洗的地方，可用旧牙刷刷洗较省力。

清洗面袋：千万不能在冷水中直接清洗盛过面粉的口袋，否则，面粉就会粘在口袋上，很难洗掉，最好是煮洗，就是将面袋放在锅里煮10分钟，待面粉熟了，取出，放冷水中用肥皂搓洗，就干净了。

清洁水池：用苏打粉稍蘸点水擦水池，随擦随净，立竿见影。

瓶子去污：瓶内放一把沙子，再加适量清水，用力震荡几分钟，然后倒出来，再用清水洗刷几遍，瓶子就干净子；瓶内有轻油污，淘米水注入半瓶，轻撅瓶口，用力晃动可除；油污若重，可用一把米再行冲洗，或用热碱水冲洗可除油污；还可将蛋壳碾碎装入空油瓶中，加水摇晃可速取油瓶油垢。

烧水壶去污垢：水壶煮山芋后，内壁不要擦洗，烧水不会积水垢；或水壶煮几个鸡蛋，水垢可除；或土豆皮加水煮 10 分钟，可除垢；或壶中放一只干净口罩，烧水时水垢会被其吸附；或水壶中放块磁铁，烧水时会使厚厚的壶底水垢自动裂开脱落，很容易取出；或放入几匙醋，水烧开后，水垢可除。

茶壶、茶杯去污：茶壶及茶怀用久了，结上一层黑茶垢，可用棉团蘸细盐擦洗，或牙膏擦洗，亦可用香烟盒里的锡箔纸来回擦拭，都可将茶垢除净。

第九节　花浇水

随着生活水平的提高，人们更加注意良好的生活质量，其中包括优雅翠绿的环境，无污染的境地，居室及庭院栽种花花草草越来越多，家庭绿化选择些什么花木呢？有阳台，平时光照充足，通风良好，可选以观叶为主的松、柏树；观花为主的迎春花、月季花、小石榴、菊花、美人蕉、鸡冠花、一串红、牵牛花等；喜闻花香的米兰、茉莉、夜来香等；观果为主的金橘、葡萄等。虽有阳台，但光照不足，可养那些喜阴或喜阳又耐阴的文竹桃、天竹、黄杨、丝兰、万年青、铁树、橡皮树、四季海棠、冬麦、爬山虎、桃叶珊瑚等。厨房可盆栽能吸收有毒气体的月季、天竺葵、吊蓝等。鲜花怎样保鲜？以下三法不妨一试：花枝末端放蜡烛火焰上烧焦，放油精里浸一分钟，再放入清水；花枝基部浸入沸水中 10 秒种，梗寒切口，防止花枝组织液外溢；垂头时剪去末端，放冷水中，花头露于水面，花枝就会苏醒。

盆花怎样保温？具体做法是，在 1 个比花盆大的盆罐中，垫上含水丰富的黄沙或湿纸，碎布等，把花盆放入，在二盆之间填满湿沙或湿纸、湿布，水分能通过盆底孔或盆壁渗透到盆土中。或紧挨着花盆放一盆（筒）水，净粗布条的一头浸入水里，另一头埋入花盆中，可保证花盆水分供应，又不致过湿。也可以这样做，如果半月之内没人浇花，可用一个塑料袋装满水，用细针在袋底刺一小孔，放在花盆里，水会慢慢地渗透出来，湿润土壤。鲜花要不要浇水先要知道鲜花是否缺水，判断花卉缺水时手指扣击盆壁，发出清脆声；手指压表面，盆土梆硬；花卉怎么浇水呢？行家说夏季或生产旺季要多浇水，立秋后逐渐控制，开花时不要过多浇水，以防脱落，夏季最好收集雨水浇花，冬季用同室温相近的35℃温水浇花，夏季在每天早晚浇，烈日当空的中午不能浇水，每天2－3次，傍晚要一次浇透，因盆花经一天日晒后盆土很干，土温也高，傍晚浇水渗透后，补充水分也降低温度。阴天和雨天可以少浇或不浇。行家说凉开水浇花能叶茂花艳，促使其早开花，尤其是用来浇文竹，可促其枝叶横向发展，矮生密生。用残茶水浇花既能保持水分，又能增加氮肥。牛奶变质后用较多的水稀释后浇花，有益于草花生长（好牛奶不能浇）。用浸泡过1－2天烟蒂的水浇花，既可防虫，又可改善土壤。淘米水中含有一定的氮、磷、钾成分，用淘米水浇花，可使株肥苗壮。用洗奶水浇花，枝粗叶茂，叶厚色绿，浇花次数的多少，可随季节、花种而异。

花卉和农业庄稼一样，宜生长在营养丰富又平衡的盆土中，怎样鉴别盆花缺肥呢？业内人土指出，缺钾肥盆花长不高，叶子长不旺，边缘黄焦，最后干枯。缺磷肥时，花、叶、茎呈现出紫红色的斑点，新根少，棵苗小，生长缓慢。缺氮肥，生长缓慢、叶色发黄、早熟早衰。如何不花钱获取盆花肥料？方法有六：1. 烂菜叶、水果皮可直接拌入2/3的沙中，装入水筒或盆、罐等容器中，用泥土封死，就能沤制成很肥的盆花土壤。2. 杂骨、蛋壳、鱼鳞片是很好的基肥。3. 将以上浸泡发酵，即成含磷的追肥。4. 牲畜蹄角、猪毛、鸡、鸭等禽毛、头发、指甲等，直接埋入花盆或浸泡沤制，是很好的磷肥。5. 药渣是既干净，营养又丰富的好肥料，直接拌入盆土，既能改良土壤，又能保持盆土湿润。若浸泡沤制成肥水，是很好的追肥。6. 草木灰、剩茶水、淘米水等都含有一定的氮、磷、钾成分，能使花木根系发达，枝繁叶茂。接着说说盆花巧施肥：在花盆里撒上一层麦饭石颗粒，可促进花卉生长，延长开花期。遇到盆花只长叶，不开花时，可施含氮量稍低的肥料，就会开花。如果将蛋壳压碎埋入花盆中，可使盆花生长茂盛、叶繁花艳。栽养盆花过程中，将花卉所需肥料，按比例配成肥液，用医用空针筒，按不同花卉的施用量，分别注入盆中，可在盆边分几个点进行，以施的均匀，卫生方便又实用。室内花卉盆景，若施了发酵的溶液肥料，会散发出难闻的气味，为消除花肥味，可把桔子皮切碎掺入花肥中浇灌，臭味可消除，同时桔皮也是上好的肥料，用之，效力持久，能使花卉工的更好。

居室盆花有了保温供养措施，怎样在房间中摆放呢？客厅中多选用姿态万千、花繁叶茂的花卉，如观叶植物，应放在墙角处，观果观花植物，应摆在朝阳、明亮的地方。清静幽雅的书房，宜在茶几或书架上点缀 1－2 盆枝叶飘洒的文竹，或清香四溢的米兰。恬静舒适的卧室，宜放米兰、茉莉、四季桂花等，满屋子芬芳，使人心情舒畅，也有利于睡眠和休息。阳台上宜放石榴、月季、菊花、榕树等，它们喜阳光、耐干燥、抗旱、耐热。装饰室内放仙人掌好，夜间吸收二氧化碳，放出氧气，能增加空气中的氧气，使室内清新幽雅。行家告诫人们，不宜摆放在室内的花卉有洋乡球，会使有些人产生过敏。含羞草有含羞草碱，接触过多会使人毛发脱落。郁金香花朵含有毒碱。夜来香在进行光合作用的情况下排放大量废气，使高血压和心脏病人感 到郁闷。松柏类植物放出的松香油气味，可影响人的食欲，使孕妇恶心。最后要说不宜在电视机旁边养花，因为电视机使用时，会发出人眼看不到的电磁辐射线，会影响 2 米以内的植物正常生长，时间一长会使其枯萎，因此在室内养的盆花，不可离电视机太近。

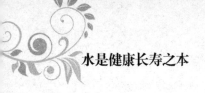
第三章　人体与水

　　水是维持人体正常生理活动仅次于空气的重要物质，是人体最主要的成分，约占人体重的2/3，其中脂肪组织含水量约20%，骨内含水量为26%，肌肉含水约15%，血液内约有92%的水。水能调节体温，维持血液循环、呼吸、消化、吸收、分泌、排泄等生理活动，促进各种心理活动和体内新陈代谢的正常进行。

　　科学家揭示，人类的生老病死与人体水分流失有关。人生出生前是"泡在"羊水中，当羊水消耗到一定量后，新生儿便"破水"而出，婴儿体内的水分占其体重的86%，儿童期占71%，此时的皮肤细嫩而有光泽，生命力旺盛，是快速生长发育期。青壮年期体内的水分约占体重的61%，此时因水的消减，生长发育走向迟缓甚至停滞。研究认为人的机体由无数个细胞构成，细胞膜具有选择渗透性，只允许部分的物质渗入到细胞内部，细胞膜的这一性能使细胞成为一种生物过滤器。许多担负相同任务和功能的细胞组合而成的器官，就自然而然地成了一个大的生物过滤器，当水从机体内流失后，生物过滤器就会被封锁起来，而不再剔除有害的物质，于是细胞因为水分的流失和有害物质的聚积，便开始凋亡，继而各种病理现象随之产生，研究认为一个80岁老人的水分仅占体重的49.8%，此时皮肤干燥，皱褶密布，外形枯萎，随着机体水分的进一步消减，疾病的困扰已经挥之不去，加之生存环境，饮食因素的相互作用，以致渐渐丧失了性命。

综上所述，人的一生都离不开水，在日常生活中做到一杯不离手，不管渴不渴都要多次少量饮用水，保证每天饮够 1500－2000 毫升水，让血流带着氧气自然顺畅地给机体送去能量，确保身体健康，是养生保键的好习惯。

第四章　人体缺水或多水皆有害

　　医学认为水是生命的摇篮，一个健康的成年人，体内含水量占整个体重的约70%左右，控制人的思维和行动的脑髓中的水占80%，水可以使体内水溶性物质以溶解态和电解质离子态存在，有助于活跃人体的生化反应，加强人体血液新陈代谢，提高机体免疫功能。在正常情况下，水在体内总是处于动态平衡，平时不喝水少喝水所致的慢性缺水，以及饮水过猛过量均构成对人体的危害。

　　人一旦缺水，身体某些部位就会罢工，会给你发出缺水信号，最直接的信号是口渴，出现口渴时，表明身体已经处于明显的缺水状态。医学认为缺水会导致血压降低，缺水后的身体肾脏会浓缩尿液甚至会组织尿液的排除，因此这时候排出的尿液呈现黄色。当身体缺水后，肠道会吸收更多的水分来补充体液，这就导致大便干燥，甚至便秘。医学研究认为身体缺水后，导致细胞内脱水，引起细胞皱缩和细胞功能障碍，使得皮肤干燥，缺少弹性。研究指出身体缺水后会导致血流量及血压降低，使人容易产生疲惫感，脱水更严重，会导致头晕目眩，最直接的反应是突然站起时头晕。

　　生理学研究表明，长期饮水不足会导致脑的老化，使缺水者易老致衰。人体缺水不仅使尿量减少，还使皮肤功能减退，汗腺分泌减少，导致体内代谢产物的排泄受到影响，有害物质在体内蓄积，出现慢性中毒，引发脑血栓、心律失常、心肌梗塞、白内障、神经衰弱、肾脏疾病，甚至致癌。尤其是中老年人血浆肾素和肾上腺素水平呈进行性下降，心钠素分泌增加，从而导致体内钠离子不断丢失，使人体对失水的口渴反应减低，平时饮水不足，这种慢性缺水造成的危害更显著，有时甚至直接威胁生命。

1. 小儿脱水。儿童生长迅速，新陈代谢旺盛，需水量较大。盛夏季节或在比较热的房间里给婴儿穿得过厚或盖得过多过严，都可使婴儿出汗，婴儿需水量增加，高温使体温升高，而体温升高会造成脱水，若不及时补水，会刺激发热中枢，继而导致发烧，这便是临床上常见的脱水热，使婴儿烦躁不安、哭闹不止、不好好入睡、排尿次数明显减少，严重的是，发烧又断续加重脱水，由此形成恶性循环，造成难以想像的后果。

2. 形成脑血栓　体内缺水，血液黏稠度增高，血脂异常而致"血浑"，血小板凝聚力和黏附力加强，尤其是夜间或凌晨使脑血栓高发。

3. 易引发心律失常　通过血液动力监测，体内缺水而血容量明显降低时，可诱发心房颤动，出现胸闷、心悸、头昏、乏力等表现，临床医生对这类病人采取电击复律，结果无效，而迅速静脉补液扩容后可立即恢复窦性心律，由此研究表明，失水是心律失常的祸根之一。

4. 易诱发心肌梗塞　临床上因急性腹泻，大量失水，体内缺水导致的心肌梗塞时有发生，这是由于失水后全身血容量减少，心脏灌注压下降，心肌缺血，心排血量降低，易造成心肌损害，严重者导致心肌梗塞。

5. 易发生白内障　资料表明，既往曾发生一次急性失水的老年人，患白内障的几率增高，曾有两次失水或慢性腹泻者，白内障的发病率更高，这是因为人的眼内液体含量较高，在机体缺水时会发生生化性改变，引起眼晶状体蛋白变性，最终造成晶状体混浊而致视力下降。

6. 易导致神经衰弱　体内水分减失的后果，会使肠内正常的粘液分泌减少而引起便秘，便秘患者粪便在肠内停留过久，产生的有害物质被肠子吸收后，人就会感到头痛、头晕、精神不振等一系列神经衰弱症状。

7. 易引发肾脏病变 人体排出废料的一个主要通道是肾脏，体内缺水的后果必然是经肾脏过滤的尿量也少，代谢产物浓缩滞留体内，肾脏要加倍工作，易引起肾脏器官疾病的发生。

8. 易发生癌症 身体缺水使粪便干燥而产生便秘，干燥的粪便压迫肠壁易发生痔疮，据研究，老年便秘患者罹患肠癌的风险性大。另研究表明，长期慢性缺水者容易发生尿路结石、肠癌、乳腺癌、泌尿系统癌症。此外，污水致癌、反复烧开的水致癌已是不争的事实。

问题的另一面不可小视，如上所述，平时不饮水或很少饮水致体内慢性缺水可引发不少疾病，然而，喝水也不是多多益善，医学表明突击过量饮水也有害，大家都知道的意外溺水者深受其害，窒息而亡命。再说在炎热的夏季，人们大量出汗后，体内的钠盐也随之丢失，如果此时大量猛喝白开水便可发生水中毒，上世纪 30 年代美国、德国、加拿大、英国以及中国等国陆续报告了由于饮水过量而中毒的病例。

据科学家研究，水在人体内约占70%，而且保持相对稳定，人体的细胞膜是半透膜，水可以自由渗透，如果一次性狂饮水，包括一次性饮用过多的啤酒，血液和细胞间质液就会被稀释，渗透压降低，水便渗透到细胞内，使细胞肿胀而发生水中毒。在人体各个器官和组织中，脑细胞对人中毒的反应最快，一旦脑细胞发生水肿，就会使颅内压力增高，导致头昏、脑胀、呼吸减慢、心律下降，严重时则产生昏迷、抽搐，甚至危及生命。水中毒时，血中氯化钠浓度下降，会造成人体全身肌肉疼痛和痉挛。据报道，一名30岁妇女因误服了少量稀释的家用漂白剂，家人打电话给中毒急救中心，请求解救办法，答复是可以大量饮水解救，于是患者连续饮下 15 升水，两小时后病人因呼吸和心脏骤停而死亡。经解剖检验，发现死者脑细胞明显肿胀甚至破裂，专家认定这是突击饮水所致的"急性水中毒"。

第五章　水与健康长寿

人体的各脏器及组织细胞内外到处都有水的存在，水在体内均匀分布，各种营养物质通过水的传媒界体而吸收利用，代谢后的产物、废物也同样溶解于水中，随汗、尿、粪便排出体外，根据生理学研究，正常情况下，人们通过饮水、食物和机体代谢使人体每天摄取的水分约2500毫升左右，每天又通过小便、汗液、大便、呼吸等排出的水分也是这么多，维持人体内水分的的"收支平衡"，致全身不断良性循环而保持健康。

人的预期寿命应该是280岁，但现实的人们总是过早地丧失生命，科学家把原因归结为人的生老病死与人体水分流失有关，这是因为人的机体由无数个细胞构成，细胞膜具有选择渗透性，只允许部分物质渗入到细胞内部，细胞膜的这一性能使细胞成为一种生物过滤器，许多担负相同任务和功能的细胞组合而成的器官，就自然而然地成了一个大的生物过滤器，当水从机体内流失后，生物过滤器就会被封锁起来，而不再剔除有害物质，于是血液更粘稠，有效循环的血量减少，流速减慢，血氧量也随之下降，细胞因为水分的流失和有害物质的聚积，便开始凋亡，继而各种疾病便随之产生。

医学认为在生命的代谢过程中，会产生一种失水的代谢物，这种代谢物逐渐在人体内毛细血管中积累，阻碍了身体内液体的流动，使新陈代谢变慢而逐渐衰老。具体说来，中老年期细胞内水分要比青年期减少30-40%，80岁老人的水分仅占49.8%，血液中胆固醇含量较多，血液粘稠度较高，血管内膜多有损伤，血流速度缓慢，皮脂的汗腺和脂肪腺逐渐退化，生理机能的调节作用难以充分发挥，身体就会从细胞中吸取必须的水分，生命在新陈代谢过程中会产生一种失水代谢物，如钠离子、泌尿系结石、尿酸盐、草酸钙、胆固醇结晶等，这些失水代谢物逐渐在人体以至毛细血管中积累，阻碍了体液和微循环的正常进行，使新陈代谢变慢，从而发生皮肤干燥，皱纹增多；皮脂分泌减少，粪便在大肠内停留过久，容易发生便秘，可致头晕、头痛、精神不振等；小便减少，毒性物质在体内蓄积，继而进入脑内并刺激脑组织，引起精神上的改变，发生肾功能衰竭；血液浓缩变稠，血管腔变窄，容易发生冠状动脉供血不足，出现心绞痛和心肌梗塞等一系列衰老症状。随着岁月的增加，人体内的水分会灾难性地流失，加上生存环境、心理、饮食等因素相互作用，疾病的困扰已经挥之不去，以致寿命的终结。

水素有"生物之父"之称，科学家多次试验证明，人什么都不吃，光喝水也能活1～2周，人体缺水20％就会死亡，可见水与健康长寿非同一般，许多长寿老人的实践证明，始终保持愉悦的心理状态，生活有规律，考虑到老年人的口渴中枢神经机能减弱，对喝水的欲望感觉迟钝，甚至毫无口渴感，但健康老人晨起饮水，胃肠洗刷干净，有助于进食和消化吸收，一天中多次少饮水或淡茶水，晚睡前总是习惯性地喝水，配以科学膳食，适中运动，必然会延年益寿，正如一首歌谣唱的好：人生七十不稀奇，八十多来兮，九十才中年，百岁笑咪咪。

第六章　合理饮水保健康

　　追踪发现人的疾病80％与水相关，垃圾、污水、农药中的有毒成分很容易通过地表水或地下水进入食物，包括饮用劣质水进入人体后，就可能使人罹患各种各样、大大小小的疾病。人类为什么会衰老？"水退化学说"的解释说：外来污染物引起水分子结构功能的变化，导致水从有序状态变为无序状态，虽然净化后除去了水中的污染物，但是污染物带给水的有害信息仍然留在水中，正是它们造成了水功能的降低，进而影响到人的健康。调查发现，世界长寿人群居住的水源，都有水质好、活性高的特点，寿星们的生活习惯和饮食情况千差万别，惟有一项的共同特点：多饮水、饮好水，一生远离退化水。

第一节　健康饮用水

　　医学认为水可调节人体体液平衡，有益于健康长寿，喝水时不能太快，宜小口小口慢慢地喝，每次的量保持在150毫升以内比较合适，让身体细胞有充足的时间吸收水分子，有利于养身健身；如果喝水太快，又大口喝水，只会使细胞来不及吸收，就全部跟随尿液流出了，况且水分会很快进入血液，在大肠内被吸收，使血液变稀，血量增加，对心脏不好的人就会出现胸闷、气短等症状，严重的可能诱发心肌梗死。每人每天要摄取2000毫升的纯净白开水，如果按水杯容量是250毫升来算，一天要喝八杯水，研究指出，纯净的白开水是最佳饮料，最好是水煮沸3分钟，自然冷却至20–25℃，搁置6小时左右的凉开

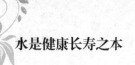

水，对身体健康量为有利，这是因为加热烧沸自来水可降低加氯消毒后的有害物质，研究发现当水温刚刚达到 100℃ 时，卤代烃等有害物质的含量还是超过了国家标准，而沸腾 3 分钟后，有害物质含量可迅速降低到标准以内，如让水继续煮沸，卤代烃等的含量还会下降，但水中其他不挥发性物质的数量却会增长，同样对健康有危害，因此，烧开水以沸腾 3 分钟左右为最佳。让其自然冷却，有特殊生物活性，易透过细胞膜，增加血红蛋白量，改善免疫功能。凉开水易被机体吸收，易渗透到皮肤及皮下组织，在机体中担负着输送养料、清除废物、维护体温等功效。

早晨起床后正确做法是先解小便，继之刷牙，接着晨饮一杯水。夜晚睡觉时，牙齿上容易残存一些食物污垢或渣杂，当它们与唾液中的钙盐结合、沉积，就容易形成菌斑及牙石，如果先喝水后刷牙，会把细菌和污物带入人体，因此，还是先刷牙后喝水为好。养生专家说："晨饮一杯水，保健又长寿"，一夜醒来，经过数小时的睡眠，机体通过呼吸、出汗、排尿等失去了大量水分，使内环境中的水分相应减少，可引起体内代谢产物增加，血液浓缩，尤其对患有高血压病、冠心病、脑血管疾病的老年人相当不利，这时若能饮进一杯水，就可起到"化危转安"的作用，通过这杯水，起到稀释血液、降低血液粘稠度，改善血液循环的良好作用，同时也可以冲洗胃汤，软化大便，加强体内代谢产生的排泄，以保持新陈代谢的有序进行。

饭前半小时喝水有好处，水可以渗透到内器官，保证分泌足够的消化液，促进食欲，帮助消化吸收。饭前一口汤水相当于运动前做准备活动，有利于胃肠即将进入工作状态。进餐时有汤有水，有助于溶解食物，以使胃肠蠕动，将食物和胃液搅拌，利于消化和吸收。

睡前饮水十分重要，因为入睡后的几个小时，血液浓度加大，心肌梗死、脑血栓、心绞痛和脑溢血多发生在深夜，睡前喝水可稀释血液，减少血栓聚集，促进血液循环，从这个意义上说，可减少或避免亡命的厄运。

没有饮水习惯的人，往往感到口渴时才喝水，这犹如田地干裂才去浇水一样，为时已晚。因为发出口渴信号时，不仅组织含水量已减少，血浆粘稠度也增大，而且体内有害物质这时也难以排出，很容易造成疾患。保健人士提醒，要健康长寿务必养成定时定量饮水的良好习惯，避免饮水误区，宜多次少量饮用健康水，充分发挥水在人体内促进新陈代谢，提高免疫力，净化机体，强健体魄的重要功能。

第二节　四季饮水

人人要饮水，年龄差异有不同，一年四季也各有异。

1. 春天饮水　春天是万物复苏的季节，阳气升发宣泄，常常是肝气过旺，除了饮食要清淡外，补水也不可缺少。医学认为水是蛋白质、糖类（碳水化合物）、脂类、无机盐（矿物质）、维生素、以及水这六大营养素之一，营养素和代谢废物借助于水的流动，被带到目的地；人体内分泌的激素，也通过水达到全身发挥作用。可见春季少不了水，健康成人每天宜多次少饮水或淡茶水，保持饮水量约在2000毫升左右。

2. 夏季饮水　盛夏，骄阳似火暑气逼人，尤其是在高温条件下或运动场上挥汗如雨的人们，每日除食物中摄取少量水分外，每日饮水要达到2000－3000毫升，并保证每日的尿量在1500毫升左右。医学认为夏天多饮水可防血栓，可防泌尿结石形成，因为炎热夏季气温高、气压低，人体淌汗多，饮水不足必然引起血液中水分少，致血液黏稠度增高，血流缓慢，造成血管栓塞，易引起心肌梗塞和脑血栓等心脑血管疾病。再者，炎热夏季出汗多、致尿量减少，尿液浓缩，尿液中原有的尿酸结晶得不到充分溶解而沉积下来，并逐渐增多增大，加上缺少多量尿液的冲刷作用，久而久之便积聚形成结石。夏天如何科学饮水呢？专家告诉人们先将少量水含在口中，温润一下口腔、咽喉，然后再少量、多次地喝下去。三伏天喝什么水呢？医学告诉我们，宜喝热开水、淡盐水、矿泉水及果汁，天热口渴不少人为贪图凉快端起冷开水大口大口喝下去，似乎解渴，只能使口腔周围降温，体温并不降，因此并不凉爽，医学认为冷开水的水分子大部分处于聚合状态，分子团大，不容易渗入细胞，难散热，饮水后无凉意。温热水可引起血管及汗腺舒张，排汗畅快，体内热量大量散发，可降低表皮温度1℃－2℃使人感到凉快，当然不能喝烫水盛夏喝淡盐水也很好，因为天热多淌汗，汗液中有99%的水分，还有近1%的盐分，淌汗使人失水又失盐，盐分的缺乏使人体渗透压失去平衡，这时喝下去的开水就无法在细胞内停留，又会随汗液排出，并又带走一定量的盐分，这样形成了白开水喝得越多，汗出得越多，盐分也失去越多的恶性循环，这不仅不能改善机体细胞的缺水状态，还会使体内失去大量盐分，严重者因缺盐引起肌肉无力，疼痛甚至抽搐。再者，天热淌汗多，人体失水又失盐，盐分的丢失致体内缺少盐中氯和钠，体内缺氯。胃酸含量降低，消化功能减弱，也影响胃酸的杀菌作用，容易发生胃肠道疾病；人体缺钠，引发代谢失衡，导致呼吸和心脑血管疾病的发生。因此，炎热的夏天从有益健康考虑，喝淡盐开水（含盐量约为0.2%－0.5%）好，从有益健康又凉爽考虑，喝温热的淡盐水更好。医学认为天热也可喝含有对人体有益的铁、铜、锌、碘、锰等微量元素的矿泉水，以及用成熟适度的果实压榨出的鲜果汁，果汁含有丰富的有机酸，可刺激胃肠分泌，助消化，也有助钙、磷的吸收。更要提倡的，夏天补水还可多喝白菜豆腐汤、菠菜鸡蛋、汤冬瓜虾皮汤、紫菜蛋花汤等。专家提醒人们，夏天饮水有五忌：①不喝生水，②忌暴饮，③不喝陈水，④忌汽水，⑤忌冷饮。从防病养生考虑，要喝开水，煮沸后三分钟的开水，是最好的饮用水，不但无菌，也能保持水中对人体必需的营养物质；不喝生水，生水不但病菌多，喝了会生病，据调查，经常饮用未烧开水的人，其患膀胱癌、直肠癌可能性增加。良好的饮水方法是少量多次，大口暴饮会加重心、肺、胃肠的负担，引发消化不良、胃下垂，甚至心、肺衰竭。现烧现喝的新鲜开水不但无菌，而且含有机体所需的多种矿物质，放置时间太长的陈水，自动热水器中隔夜重煮的开水，经过多次反复煮沸的残留开水，盛在保温瓶中已数天的陈水，这些"陈水"虽然无菌，但有可能含有亚硝酸盐等有害物质，由此引起亚硝酸盐中毒危害健康，并非鲜见。天热喝汽水，气体在胃内产生饱胀感，妨碍了体液的补充和吸收，细胞缺水状态得不到的调整，同样有害健康。天热喝冷饮虽有暂时性舒适感，但冷饮中水分子团大，不容易渗入细胞，不能纠正细胞缺水状态，再者大量饮用冷饮，汗孔宣泄不畅，肌体散热困难，余热蓄积，易诱发中暑。

3. 秋季饮水　秋季的主气为燥，它又分为温燥和凉燥，深秋季节凉燥尤重，凉爽干燥，体内缺水导致体液丢失和皮肤干燥，使胃液、唾液、胆汁及胰液等消化液分泌不足，有碍于食物的消化吸收及营养素的化解，也易引起患有呼吸道疾病的人痰液浓黏难以咳出，体内缺水发生便秘者大有人在。按医学要求每日饮水 2000～2500 毫升，可改善血液循环，防治心血管疾病有利，主动饮进适量的水，可降低体内代谢产物浓度并促进其排出。也避免尿钙浓度过高而形成结石，起到"内洗涤"效果，从而达保护肾功能的作用。

4. 冬季饮水　冬季人体虽然出汗少，但成人每天皮肤蒸发要失水600 毫升，一天的呼吸消耗掉大约 500 毫升水，加上排便失水，一天中人体排出的水分在 2500 毫升左右，而人们平均每天仅能从食物中获得约 1000 毫升的水，加上蛋白质、糖类、脂肪等新陈代谢时可提供约300 毫升代谢水，其余的 1200 毫升水必须通过饮水来补充，这样才能保证冬季体内的水分平衡；加上冬季气候寒冷而干燥，空气湿度小，研究表明冬季人体只要损耗 5% 的水分而未及时补充，皮肤就会皱缩，肌肉也会变得软弱无力，体内代谢产物滞留，人便会感到疲劳、烦躁、头痛、头晕和乏力，甚至还会诱发更为严重的疾病。尤其是寒冷的冬

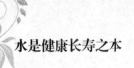

天很多人喜欢关紧门窗，烤火取暖，使用暖风机、电热毯，蒸发量大，更需要补水，医学认为严寒冬季，每人每天的饮水量至少要达到1200毫升。如果胃肠适应，冬季喝凉开水更好，因为凉开水容易透过细胞膜，促进新陈代谢，增加血液中血红蛋白含量，可增强免疫功能。冬季习惯于喝凉开水的人用实践表明，体内脱氧活性酶增高，可较快消除肌肉中乳酸的积累，人也不易疲劳。

第三节　中青年人饮水量及饮水时间

　　医学家提醒人们努力做到不渴也要饮水，中青年人饮水的最佳时间，宜在早晨起床后、三餐饭前1小时、上午10点、下午3点及睡前。经过一夜睡眠，因排尿、呼吸、出汗，体内相对缺水，导致血液浓缩，血流缓慢，机体代谢物积存。起床后饮水可补偿一夜水的消耗，使血液正常循环，胃肠道经清水洗涤保持清洁，可预防高血压、心脏病、脑血栓，有助于肝腑解毒，以及肾、内分泌功能的改善，提高免疫功能少生病显而易见。三餐饭前1小时饮水有好处，空腹饮些温开水，水在胃肠停留很短，被小肠吸收进入血液，1小时左右可补充到各组织细胞中去，保证分泌足够的消化液，帮助消化吸收，加之吃饭时喝些汤水，加速溶解食物，又因胃蠕动时把食物与胃液搅拌，食物的消化吸收更胜一筹。上午10时左右饮水，可维持人体内水的动态平衡，使人精力充沛。下午3时左右饮水可有效补充汗水及排尿所流失的水分，而且体内囤积的废物也会因此而顺利"搬运"出去，减少或防止人体酸性化。就寝前饮水很重要，因为睡眠时血液浓度高，血小板凝聚能力亢进，易发生脑血栓等心脑血管疾病，睡前饮水可以冲淡血液，血液循环通畅流动，减少或预防心脑血管病十分显效。

第四节　小儿及老人的饮水

小儿生命力旺盛，是快速生长的发育期，医学认为小儿由于体表面积相对较大，经皮肤蒸发的水多；代谢旺盛，进食高蛋白等食物而有较多的代谢废物经肾排出；肾的浓缩功能差（只有成人的一半或更少），经肾回收的水较少；长身体又需要留取少量的水。因此，小儿的需水量以公斤体重计算相对成人要高出 2 – 4 倍。

在 6 – 9 月前的婴儿，单纯母乳喂养又出汗不多，可以不用喂水；但在过于炎热的天气，小儿出汗太多，或者当婴儿发烧医生认为必须补水，可以用食匙用婴儿喂温开水；鲜牛奶喂养的婴儿，由于酪蛋白和盐类（矿物质）过高，可在二次喂牛奶中间给婴儿喝开水；用配方奶粉喂养婴儿，可按说明加水，也可按每天每公斤体重 150 毫升左右加水（包括菜水、果汁等）。按年岁看，3 岁以下的幼儿，每次的饮水量不要超过 100 毫升，3 岁以上的孩子每天可增加到 150 毫升，只要小便正常，如果需要，可根据实际情况隔 15 分钟给予饮水，即出汗多时可以增加饮水次数，但不要增加每次的饮水量。

小儿饮水要做到六忌：①忌饮料，婴儿过多喝可乐能引起多动症；饮料中的高糖、高热量成分可影响小儿食欲，有引起营养不良和肥胖之虞。②忌冷饮或冰水，饮水温度低容易引起胃粘膜血管收缩，不但影响消化吸收，甚至引起胃肠痉挛发生肚子痛。③忌过甜的水，尤其是新生儿喂高浓度糖水可加快肠蠕动速度，之后转化为抑制作用，使孩子腹胀满哭闹不安。④忌饭前喂水，这样可使胃液稀释，不利于食物消化，而且胃部喝得鼓鼓的也降低食欲。⑤忌睡前喂水，年龄较小的孩子夜间深睡后还不能自己控制排尿，很容易尿床，即使不尿床，一夜起来几次排尿影响睡眠而有碍健康成长。⑥忌暴饮，口渴时就鲸吞牛饮喝大量水，造成急性胃扩张，胃发生刺激损伤，可在短期内影

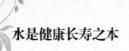

响食欲，增加肾脏负担，对健康十分有害。

　　老年人的口渴感通常较迟、等到口渴感出现时，体内缺水已相当严重，因此，饮水对老年人至关重要，医学认为一个健康的老年人，每日饮水不能少于 2000 毫升，尤其是晨起、两餐之间、午休起床后、晚睡前、午夜更是少不了水。由于人体组织器官经过一夜的工作（氧化代谢），呼吸、排尿、排汗消耗了大量水分，体内缺水，这时饮水能很快被人体吸收，效果是稀释血液、减小血液粘稠度，增加血容量、扩张血管，起到降低血压、预防心脑血管栓塞等作用，许多长寿老人的实践证明，长期坚持清晨起床后饮水，免疫功能增强，很少发生神经衰弱、感冒、咽喉炎、关节炎和某些皮肤病。晨起坚持饮水可使胃肠道保持清洁，有助于肝脏解毒及肾、内分泌功能的改善，对消化不良、便秘、痔疮等慢性病的均有良好的防治作用。值得人们高兴的是，坚持晨起饮水，可使血液正常循环、预防高血压、脑血栓、心肌梗塞等老年人易罹患的疾病预防效果显著。两餐之间食物已逐渐消化与吸收，体内废物毒素易潴留，饮水可促进新陈代谢，加速毒素排泄。午睡时呼吸失水，午休起床后排尿也失水，体内水分减少，饮水可维持人体水分的动态平衡。据专家研究，老年人睡前不饮水，可导致血浆浓缩，血液粘稠度升高，血小板凝聚力亢进，从而促进体内血栓形成，不少老年人凌晨发生脑血栓，往往是晚睡前不饮水所致。有些老年人怕夜间起床排尿而不敢在睡前饮水，其实老年人膀胱萎缩，容量减少，不饮水照样要起床排尿。老年人午夜饮水很重要，医学认为老年人由于肾脏收缩功能减退，夜尿多，体内缺水，易使血流黏稠，心脏血流阻力加大，易引发心脑血管疾病，午夜适当补充些白开水，可大大减少发生脑血栓、脑中风、冠心病等心脑血管病的危险。

第五节　运动时的饮水

运动时喝什么水好，运动生理学家的回答是，应根据具体情况来灵活掌握。

一般来说，在出汗较多的情况下，特别是在夏天从事剧烈运动时，应适当喝些淡盐水，因为剧烈运动时，机体在大量排汗失水的同时，也带走了不少的无机盐，丢失了钠、钾、镁等，这样势必引起机体缺盐而疲乏无力，甚至引起肌肉痉挛。

在强度不太大，时间不太长，环境温度不太高的情况下进行一般性的体育锻炼，体内产生的热量较少，不会产生大量排汗和丢失无机盐现象，这时，既不需要喝盐水，也不需要喝糖水，喝一些开水即可。

如果进行马拉松长跑、长距离骑自行车等运动时间比较长的运动，体内能量消耗比较多，就应适当喝些糖水。运动医学研究表明，人体运动时的能量消耗来源于糖和脂肪的氧化。在氧化过程中，糖比脂肪耗氧多，因此，用糖供能更有利于防止疲劳，可维持运动能力。然而，人体内贮存的糖有限，一般成年人只有 300 – 350 克，运动员也不过 500 克左右，按每克糖释放能量 4 千卡计算，500 克糖只释放 2000 千卡的能量，一次马拉松长跑运动耗能高达 2400 千卡左右，可见只靠体内贮存的糖无法满足运动需要，因此，在长时间运动前或运动中应该喝些糖水。

第六节　服药饮水有学问

有些患者在吃药时为了图省事，把药粉、药片、胶囊一古脑儿地往嘴里送，不用温开水送服，就把药强咽了下去，医学认为干吞药的后果往往使药物在食道内停留 60 – 90 分钟，势必给食道造成不小的伤害，轻则给患者造成长时间的不适，使患者吞咽困难、胸部有灼热感及不同程度的疼痛；重则导致患者食道的溃烂、穿孔。

去医院看病吃药，医生总是叮嘱多喝水，研究表明服药多喝水好处有四条：①有利于吞咽。药物很快地咽、食道进入胃，减少药物对食道黏膜的刺激。②有利于药物吸收。水可加快药物的崩解、溶化、易于人体吸收，经小肠进入血液，再送往脏器组织发挥药效。③有利于排泄。磺胺类药物主要通过肾脏排泄，这些药物在酸性尿液中溶解度很低，容易析出结晶，损伤肾脏或阻塞输尿管，出现结晶尿、血尿或少尿等症状，因此，服用磺胺类药物时大量饮水，方能增加其溶解度，防止结晶析出而损害肾脏。④体内的病毒、细菌需要作用溶剂加以稀释后排出体外，缓解病情有好处。

无论是饭前服药，还是饭后服药，一般都应用 1 杯（200 – 250 毫升）温开水送服，最好采取站立姿势 1 – 2 分钟，对饮水不便的卧床病人，服药时可与香蕉同时入口，它可把药物粘附起来，易于携带药物通过食道顺利进入胃内。究竟服哪些药物要多喝水，服哪些药物要少喝水或不喝水，服用哪些药物要用糖水、茶水、米汤送服，医生是有讲究的。

专家告诫，服平喘药、利胆药、双膦酸盐、抗痛风药、排尿结石药、磺胺药、链霉素、庆大霉素、卡那霉素、茶碱类、氨茶硷胆茶碱、二羟丙茶碱等平喘药时，由于其具有利尿作用，使尿量大增易致脱水，出现口干、多尿或心悸，同时哮喘者又往往同时伴有血容量较低，因此要多喝白开水。利胆药能促进胆汁分泌和排出，有助于排出胆道内的泥沙样结石和胆结石术后少量的残留结石，因此，服药时多喝水有好处。双膦酸盐对食管有刺激性，其中阿伦膦酸钠、羟乙膦酸钠、丙氨膦酸二钠在用于治疗高钙血症时，可致电解质紊乱和水丢失，故应注意补充液体，使一日尿量达 2000 毫升以上，同时服药后要站立半小时，不宜立即躺下。服用排尿酸药苯溴马隆、丙磺舒、别嘌醇等抗痛风药时应多饮水，使一日尿量在 2000 毫升以上，同时应碱化尿液，以防止尿酸在泌尿道沉积形成结石。服用中成药排石汤、排石冲剂或西药消石素、消石灵等排尿结石药时要多喝水，保持一日尿量在 3000 毫升，以冲洗尿道，减少尿盐沉淀的机会。磺胺嘧啶、磺胺甲噁唑、复方新诺明等磺胺类药易发生尿路刺激和阻塞现象，出现结晶尿、血尿、尿痛和尿闭，在服药时及服药后要大量饮水，以尿液冲走结晶，有条件的话可加服小苏打，以碱化尿液，促使结晶的溶解度提高，以利排出体外。链霉素、庆大霉素、卡那霉素对肾脏的毒性大，虽在肠道不吸收或吸收甚微，但多数在肾脏经肾小球滤过，尿液中浓度高，对肾小管损害大，服药时多喝水以稀释并加快药的排泄。各种胶囊药剂都是以明胶为主制成的，因此胶囊在胃内极容易粘附在胃壁上，从而使胶囊只能靠近胃壁一侧破裂，这样药物在溶化时就不能均匀散开，使药物集中在胃内的某一部分，致使造成胃内局部药物浓度过大，这不但会使胃黏膜受到大刺激，而且也会使药物难以挥发较好作用，因此，在服用各种胶囊药剂时，应用温开水进行送服，入口后还应多喝些温开水。

　　专家告诫有些药物因其特殊的起效方式，服药时反而不能多喝水，甚至尽可能地少喝或不喝水，否则会降低药效。比如，硫糖铝和氢氧化铝凝胶是治疗胃溃疡的常用药，服用后在胃内变成无数不溶解的细小颗粒，像粉末一样覆盖在受损的胃粘膜上，这样胃粘膜才能免于胃酸侵蚀，慢慢长出新的组织把溃疡面填平，服用这类药物时如果多喝水，药物被过度稀释，覆盖在受损胃粘膜的药物颗粒减少，保护膜变薄，药效自然差得多。再比如，止咳糖浆、甘草合剂等止咳类药物，这些药物较粘稠，服用后药物会粘附在咽部，直接作用于病变部位，从而起到止咳消炎作用，如果喝水多，咽部药物的有效成分会被冲掉，使局部药物浓度降低，而难以起到止咳效果。

　　医生说服药宜用温开水，不宜用 80℃ 以上的热开水。以下四类药用热开水送服疗效会打折扣：1. 酶类制剂。因为酵母片、多酶片、乳酶生、胃蛋白酶合剂、复方消化酶胶囊等酶类制剂是一种蛋白质，遇热水后即凝固变性失去活性，达不到治疗目的。2. 止咳糖浆类药物。这类糖浆多为复方制剂，若用开水冲服，会将糖浆稀释，降低其粘稠度，不能在咽喉部形成保护膜，影响治疗咳嗽。3. 遇不稳定的药物。维生素 C 遇热易变色而失效。4. 活菌或疫苗类制剂。小儿麻痹糖丸属活疫苗制剂，宜用凉开水送服。

医学认为患病服药饮水各有异，明白这些道理可增加疗效，对治病很有好处，例如服用驱虫药左旋咪唑用糖水送服可增加药效；用于治疗肺虚、肺燥、肠燥、便秘等疾病的中成药用蜜糖水送服，可提高药效；降压、利尿的西药和用于治疗头目、脾胃、心血管疾病的中成药，用绿茶水送服，均可增加疗效；补气、养肠胃的中成药用稀粥饮下；补气、健脾、利嗝、止渴、利尿的中成药用米汤送下；需口服中药粉末最好也用粥送服，以减少药物对胃肠的刺激；抗胃溃疡药物，如西米替丁、胃仙 U 等空腹服用可更多地分布在胃粘膜表面，提高药效；癫痫病诱发的内在因素是脑神经元的过敏放电而引起，它的引起始点是在间脑开始，如吃过多的盐时，盐的钠离子对神经元起了刺激作用，导致神经元过度放电而发病，另一方面，我们人体的间脑是调节体内水液平衡的中枢，如饮用过多的水，会加重间脑的负担，从而导致癫痫的病发，可见，癫痫病要忌盐并忌水；再说心脏病人睡前要少喝水，因为人在夜间平卧时会加大血容量，从而增加心脏的负担，如果再在睡前大量饮水，水会迅速被胃肠吸收并进入血液，使心脏负担骤然增大，显然会加生病情。不少人议论说，得了青光眼要限制喝水，有关权威人士认为不要限制喝水，这是因为青光眼主要是由于眼压升高而导致的，引起眼压升高的原因可能是进入眼球内的水分过多或排出减少，或两者兼有，研究发现绝大部分患者是房水排出系统出了毛病，因此治疗措施主要在于疏通房水的排水管，而饮水不会影响房水的生成，因此，青光眼病人不需要限制喝水，若同时伴有高血黏度或高脂血症的青光眼病人，更不应限制饮水，以防血液浓缩，甚至形成血栓。

此外，糖浆类、水剂、酊类等口服药水，有些患者为图方便，就直接用嘴对着瓶口按照瓶子上的标量喝，这种做法不对，口腔里的唾液容易污染药液，使药液变质失效。卧床病人服用药水时，可将药水倒在汤匙里，按照规定标准服用。

第七节　水垢要清除

很多家庭用水壶烧开水，水烧开后灌进了保温瓶，多日后在水壶内壁、保温瓶中壁结了一层厚厚的水垢。经水垢成分分析，其中内含铅、砷、镉、汞、硝酸盐和亚硝酸盐等有害物质，尽管含量极少，因时时泡在热水中，或是水的酸碱度发生变化，藏在水垢中的这些有害元素不可避免的会溶出，随饮用而进入人体，时间一长会造成慢性中毒，引起人体造血、神经、消化、泌尿系统疾病，威胁人类健康。

水垢有害要清除，除水垢的操作方法有：一是每次用豆 3－4 两放入瓶中，①1 斤沸水冲入瓶中泡 2－3 分钟，豆子泡热后把水倒出，再注满沸水并盖严，4－5 小时后将豆子和水全部倒到，将暖瓶稍加转动或振动，水垢渣全部沉底，洗刷几次，水垢全除。②将食醋加热后放入瓶中，盖紧盖放几天，水垢会脱落。③把数个粉碎的鸡蛋壳投入瓶中，加少许水并将瓶摇晃若干次有效果。④把稀盐酸（化学液体物质，会烧手）20－30 毫升注入瓶内，保持 5－10 分钟，半小时将瓶内的稀盐酸倒出，再用清水洗刷，瓶内水垢全部消除。⑤将附有水垢的金属水壶烧开片该，即速浸入冷水中，利用热胀冷缩的作用，可使壶壁壶底附着的水垢剥开而脱落，若一次效果不佳，可停数小时冷却后再反复操作几次。⑥烧水时放 1 小匙苏打，略煮几分钟可除水垢。⑦在盛

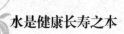

满水的壶里倒入 1 杯甘油，可除去水壶壁上的水垢。⑧在新水壶中放入半壶体积的山芋，加满水并将山芋煮熟，以后再烧水就不会结水垢了，注意水壶煮过山芋后不要擦洗内壁，否则会失去除垢作用。对于已积满水垢的旧水壶，用以上方法煮 2－3 次山芋，不仅原有的水垢会逐渐脱落除去，并可起到防止再积水垢的作用。

第八节　饮水误区知多少

误区一：口渴忍喝水。

现实生活中的不少人常常是忍渴不饮水，医学认为经常忍渴不饮水，人体摄水不足致大脑重量减轻，记忆力渐渐减退，加速人体衰老；经常忍渴不饮水，人体摄水不足致血液浓缩，粘稠度增高，易形成脑血栓，心脑梗塞等心脑血管疾病；经常忍渴不饮水，人体摄入不足致皮肤干燥，弹性减退，皱纹随之而来；经常忍渴不饮水，加之少吃蔬菜水果，导致大便秘结并引发腹胀、腹痛、高血压、肛裂、痔疮、结肠癌等病。由此可见，不渴也喝水，绝不可忍渴不喝水。

误区二：口渴急饮。

人的健康与生命离不开水，正确的饮水方法应该是多次少量，口渴时猛的一次饮水太多，超过了胃的容纳量，使胃壁强烈扩张，胃的重量增加，容易把胃坠下来，造成胃下垂病。

医学认为胃里突然徒进大量的水，一下子把胃液冲淡了，必然影响胃液的消化及杀菌功能，更为严重的是，大量水分被血液吸收以后，使血液量骤然增多，浓度降低，心脏的负担加重，以致出现心慌、气短、胸闷、腹胀等不适感觉。正确的做法是，口渴时首先少喝几口水，停一会再喝，采取多次少饮是有好处的。

误区三：晨起饮水不卫生

早晨起床后人们往往拧开自来水洗脸、刷牙、洗水果、烧水做饭，殊不知，刚从龙头放出的"死水"却隐藏着"健康杀手"。

研究发现，在停用一夜的水龙头里会有军团菌的大量繁殖，含菌量很高，长期饮用这种"死水"易导致军团病，发生呼吸系统疾病，出现胸痛、咳嗽，并伴有头痛、嗜睡、意识不清等症状，有的还出现腹痛、呕吐等消化道病症。1976 年，美国一群退伍军人在费城一家旅馆中举行年会，会后一个月，与会者 221 人得了一种"怪病"，34 人相继死亡，研究证实，其元凶是存在于水龙头和水糟中一种致病微生物——军团菌。

研究发现，经过一夜停止不动的水会与金属管壁及水龙头金属腔室产生水化反应，形成金属污染水，这就是早晨第一次放水时往往会见到水色发黄、发白或者发浑的原因。更为严重的是，我们的水源多为地表水，受洗涤剂等有机物污染大，一些有机化合物会和通入水中的氯气反应生成具有潜在致癌性的三氯甲烷等有害物质，长期饮用这种有害水，无疑有害健康。

专家提醒晨起饮水要卫生，刚从自来水龙头上放出的水对人体有害，不可用刷牙、漱口、洗水果、烧水饮用，可先放上一脸盆水用来拖地，冲马桶，放完一脸盆后方可接水使用。

误区四：烧水使用"热得快"

很多人煮开水都图个方便，将"热得快"往水瓶中一插就算了事，其实常喝这种开水有损健康，究其原因，用"热得快"煮开水，水垢都全部留在瓶内，日积月累对人体的中枢神经具有毒害作用。再者，由于"热得快"煮水时，水与外界空气的接触面积很小，自来水中的有机污染物，特别是有机氯化物难以挥发，这些有致癌危险的有机毒物继续滞留水中，对人体构成的威胁是不可低估的。

误区五：冲饮滋补品用沸水。

许多人秋冬滋补麦乳精、多维葡萄糖、人参蜂王浆、猕猴桃精等营养品都习惯用沸腾的开水冲饮，以为只有开水才能迅速、彻底地溶化所冲补品，殊不知这样损失颇大，起不到预期的营养滋补作用，这是因为滋补品所含的糖化酵素和不少营养成分很容易在高温下发生分解、变质而遭到破坏，正确的做法应该用温热开水冲沏，再以勺叉调匀才是科学的饮用方法。

误区六：常吃开水泡饭图省事。

食物进入口腔后，先经过牙齿咀嚼，在咀嚼过程中不断刺激唾液腺分泌唾液，以混合食物，并将部分淀粉转化成麦芽糖，这样有利于胃对食物的进一步消化与吸收。如果吃开水泡饭，由于水的滑润作用，很容易不经过牙齿的咀嚼而将完整的食物吞咽下去，常吃开水泡饭有三大弊端：①加重了胃的负担，胃的工作需将较为完整的食物从头开始消化；②冲淡了胃液，水和饭同时进入胃中、胃中水分多了，胃液的浓度减少，也就削弱了胃对食物的消化作用；③增加了胃部的饱胀感，若养成常吃开水泡饭的习惯后，必将影响到正常的食欲，也会引起胃痛的发生。

误区七：矿泉水是仙水

我国幅员辽阔，各地的地质状况不尽相同，因此各地各种矿泉水的成分含量各有所长，比如有的矿泉水含铁较多，贫血等缺铁者宜饮用；有的矿泉水含锗多，对防治肿瘤有好处；含氯化钠、碳酸氢钠的矿泉水，心脏病、高血压和肾脏病患者就不宜饮用，因此饮用矿泉水要因人而异，因人而宜，饮用前应先了解矿泉水含哪些矿物元素，根据本人身体状况选择饮用。

专家告诫人们，矿泉水并非对每个人都有益，因为微量元素过量比不足对人体更有害，矿泉水都含有一定的矿物质（微量元素），而人体里这些微量元素如已足够，再补进去东西就会在血液、细胞里积存下来，形成人体垃圾，造成对健康的极大危害。另外，矿泉水含有大量的钙质，平时不喝开水而不顾一切常喝矿泉水，其中的钙质沉淀，不能及时排出体外，积聚在肾脏易形成肾结石。

误区八：磁化水越多喝越好

普通水经过磁化杯的磁场处理后成为磁化水。有些广告称"磁化水能治多种慢性病"，专家说"这些广告'水分'太多，切勿盲目跟着广告走"。

医学认为磁化水进入人体后，可以降低尿液酸度，减少沉淀物，使结晶不易析出，可以降低尿路结石的发生率，但对已经罹患肾结石等尿路结石的病人，却无治疗作用。糖尿病是胰岛细胞受损、胰岛素分泌功能减退或周围靶组织对胰岛素抵抗而造成的持续性高血糖；高血压是以动脉压升高为特征，可并发心、脑、肾、视网膜等靶器官损害及代谢改变的一种临床综合征，要治疗就得针对病因，很显然，磁化水对上述疾病的治疗是无治疗作用的。再说，由于强磁场化水能促进钙结晶松动，高龄骨质疏松者饮用磁化水有害。由于强磁场对大肠菌和酵母菌有抑制作用，因些，肠胃功能紊乱者饮用磁化水有害无益。

第九节　不能喝的水

人的健康与生命离不了水，科学饮水可以养生，饮水不当也惹祸。医学认为生水、未煮开的水、过烫的开水、超过三天的温凉开水、蒸锅水、重新煮开的水、多次沸腾的水、长时间搁置的老水死水、滴漏水、太阳能热水器里的水均不能喝。

生水里有各种各样对人体有害的细菌、病毒和人畜共患的寄生虫，喝了生水很容易患上急性胃肠炎、病毒性肝炎、伤寒、痢疾及寄生虫感染。

未煮开的自来水喝了会致癌，这是美国医学专家研究后得出的结论，这是因为自来水中通入一定量的氯气虽可清除其中的微生物，但同时也增加了一定的致癌作用，调查表明，经常饮用末煮开的自来水的人，其患膀胱癌的可能性增加21%，患直肠癌的风险增加38%。

过热的开水不能喝，饮水过烫，不但损害食道和味蕾，而且公认为是上消化道癌症的一个物理因素，作者的一位大学同学，饮水吃粥

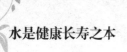

总是快而烫，终在二十几岁患食道癌而丧命。

生活中，有不少人愿饮温凉开水，认为只要外观不混浊、无异味，就可长期储存饮用，事实上，放在保温瓶里的开水及露天放置的凉开水，超过三天会被细菌污染，其中含氮有机物会不断被分解，产生有害的物质亚硝酸盐，可使血液中的红细胞失去携氧作用，导致组织缺氧而出现呕吐、恶心、头痛、心慌、心悸等症状，更为严重的是生成的亚硝酸盐在人体与有机胺结合，生成亚硝酸胺容易诱发肝癌、食道癌、胃癌等，开水储存的时间越长，亚硝酸盐含量越高，对人体的危害也就越大，因此，开水储存不得超过三天。

蒸锅水就是蒸馒头等剩锅水，特别是经多次反复使用的蒸锅水，亚硝酸盐浓度很高，经常饮用这种水，或用这种水熬稀饭，会引起亚硝酸盐中毒；水垢经常随水进入人体，会引起消化、神经、泌尿和造血系统病变，甚至引起早衰。

重新煮开的水也不能饮用，有人习惯把热水瓶中的剩余温开水重新烧开再饮用，目的是节水、节煤（气）、节时，但这种"节约"不可取，因为水烧了又烧，使水分再次蒸发，亚硝酸盐会升高，常饮这种水，亚硝酸盐会在体内积聚，引起中毒。

多次沸腾的水也叫千滚水，是在炉上沸腾了一昼夜或很长时间的水，还有电热水器中反复煮沸的水，这种水因煮沸过久，水中不挥发性物质，如钙、镁等重金属成份和亚硝酸盐含量很高，久饮这种水，会影响肾脏，诱发肾结石，也会干扰人的胃肠功能，出现腹胀、腹泻。

人会老化，水也会老化，正如咱们的老祖宗说的一句话，流水不腐，户枢不蠹，长时间贮存不动的水，会因形成异常结构而老化，失去活性成为"死水"，死水会使细胞新陈代谢明显减慢，影响身体生长发育，加速衰老，很多地方食道癌、胃癌发病率日益增高，这是人们越来越赖于储存水并过多饮用的缘故，有关资料表明，长时间搁置的老化水，有毒物质随着水的贮存时间增加而增多。

有些家庭为了节省水费，常用"滴漏"的自来水做饭或烧开水喝，实际操作时，将水笼头拧得很小，让水"嘀达"或呈线流状，这样做水表不转节省开支，但常喝这样的水会严重损害人的身体健康，因为自来水虽经净化处理，但水中含有氯、镁、钙、硫酸根离子等微量元素、水及空气也会腐蚀自来水管，笼头拧得太小便加剧水管的锈蚀，管道内剥落的锌或铁等沉积、会越来越多，经常饮用这种水，沉积物就会在人体内沉积，如果得不到及时排解，身体就会出现腹痛、腹胀、腹泻、便秘、消化不良、关节痛等疾病，因此，"滴漏"水千万喝不得。

太阳能热水只适宜作洗涤用水，不能煮沸饮用，因为热水器里的水经长时间加热，水中的亚硝酸胺含量较高，这是一种明显的致癌物质，而且加热也无法消除的。另外，不能忽视的，在太阳能热水器的管道、水箱中自来水停留时间长，水温经常维持在 30－50℃，每次放水也不能完全更新，在这样的环境中，一些残留的病原体如沙门氏菌、大肠杆菌等就可能生存下来，直接饮用这样的水，极易引起肠道传染病。

此外，饮水误区还有水越纯越好，片面强调水中矿物质，以及饮料＝饮用水，事实上，大量饮用纯净水，会带走体内有用的微量元素，从而降低人体的免疫力，使人易生病，长期饮用纯水会导致身体营养失调，增加钙的流失而危害健康。再说，水中矿物质含量并非越高越好，正确的观点应该是缺什么补什么，如果水中矿物质含量超标时，还会危害人体健康。至于把饮料和饮用白开水（或茶水）等同起来是站不住脚的，因为饮料中含有糖、蛋白质、香精、色素、咖啡因等，常喝饮料会使人发胖、降低食欲、影响消化和吸收、损坏牙齿，长期饮用含咖啡因的碳酸饮料会导致热量过剩，刺激血脂上升，增加心血管负担，显然害处很多不可取。

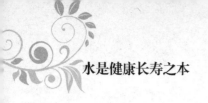

第十节　科学使用饮水机

眼下，夏季使用饮水机已是司空见惯的事，据媒体说饮水机污染的消息屡见报道，饮用水里发现蚊子、小虫、小蟑螂已不是什么稀罕事，原来桶装饮用水一经开启使用，就与空气接触，用掉多少水，就需要有等量的空气进入桶内，而目前的许多饮水机的进气通道绝大部分不加任何过滤装置，一些小虫便随空气入气管道进水桶，造成饮用水的二次污染，专家郑重提醒："缺乏定期维护保养和清洗的饮水机，是藏匿在千家万户中的健康杀手！"

怎样才能科学使用饮水机，保证饮得方便、饮得卫生、饮得安全，为此，要注意以下六点：

1. 必须购买正规厂家生产的标识齐全、有"卫生许可证"批准文号的瓶装纯净水。

2. 纯净水不要在饮水机上放太长时间，尽量选择小容量的瓶装水。

3. 要养成良好的使用习惯，千万不能带菌的手触摸放水阀，更换水瓶应迅速。

4. 要注意饮水机的定期消毒，一般饮用 20 桶水左右就应消毒一次，因为饮用机在使用及停用过程中均存在细菌繁殖的可能性具体消毒方法包括：首先打开饮水机后部的排水阀，放掉饮水机中的残留水，然后用消毒液（饮水机专用消毒剂或双氧水）浸泡饮水机各管路，浓度按使用说明配制，一般作用 5 分钟，消毒后再用纯净水冲几次，便可正常使用。

5. 不要把饮水机放在空气质量差的过道，靠马路边的窗口处。

6. 纯净水上机后尽快饮用，时间放得越长"二次污染"越严重。

第七章　水可防病保健康

第一节　防　癌

科学家们说，水是比食物更为重要的东西，大量工业及生活废水排入河中，农副业生产也会对水源造成污染，一些地方往往把剧毒物质与生活垃圾一起填埋，渗漏污染地下水，水在传输过程中使用了不合格管材，高位水箱没有及时清洗等都会对水源进行污染。有关疾病预防与控制的权威人士经过多年研究，发现水污染的罪魁祸首藻类植物中含有致癌的毒素节球藻和促癌毒素微囊藻，研究表明，微囊藻毒素致病机制在于它能够激活人体内的癌基因，同时抑制抗癌基因，使抗癌基因失活，癌症的发生率提高 10 倍，可见防止水源污染，净化水源，饮用优质的健康水是防癌的首当其冲。

体内的废物毒素经肾脏过滤，通过尿液排出体外，如果毒物不排出，堆积越多就会生病，坚持常饮水，泌尿系统不缺水，可减少前列腺癌的发病率，跟踪调查表明，多喝水可大大降低膀胱癌发生的危险性。

妇女每晚用水清洗外阴，可防止病菌，病毒及寄生虫感染。男子于性交前洗涤外生殖器对防止双方外阴感染极为有益，尤其是清除包皮垢，可预防宫颈癌，据研究，女子宫颈癌的发生率与男方包皮垢密切相关。

第二节　防中风和心肌梗死

血液是由80%的水分组成的，如果血液缺少水，使血管变厚、变窄、没有弹性，血液变得黏稠、易结栓，尤其是老年人夜间缺水，更使血液粘稠度升高，血小板凝聚力亢进，使原来就粥样动脉硬化的血管更容易产生栓塞，当栓子脱落在脑动脉、冠状动脉及其分支时，便发生缺血性中风或心肌梗寒，人体每天从外界摄取足够的水分并保持水平衡，尤其是夜间饮水，有利于稀释血液，防止血液粘稠度增高，血小板凝聚形成血栓，老年人睡前喝一杯白开水，半夜醒来再喝一杯，使血液稀释，降低了血液黏稠度，也就减少了中风和心肌梗死的危险因素。

第三节　防脑血栓

不少中老年人常在夜间或凌晨突发脑血栓，因此，做好饮水保健十分重要，除了晚餐以清淡饮食为主，吃七成饮外，每晚不妨喝上三杯水，临睡前喝第1杯水，午夜醒来喝第2杯水，这样能起到抑制血小板聚积和黏附，降低血液粘稠度，增加血液流速，减少发病机会。第3杯水应安排在清晨醒来，稍加活动四肢，及时喝上一杯温开水，可迅速被吸收，使黏稠的血液进一步稀释，改善血液循环、预防脑血栓效佳。

第四节　防脑梗塞

每天早晚以50℃左右的热水擦洗并按摩颈部四周，以皮肤发红、发热为度，长期坚持下去，能使颈部血管平滑肌松弛，改善对血管壁的营养，使已经硬化的血管逐渐变软，恢复其弹性，减少或化解动脉内膜内因胆固醇沉积所形成的"粥样斑块"，确保脑组织的血氧供应，从而起到防止脑梗塞的作用。

第五节　防失眠

失眠即"不寐"，或入睡困难，或寐而不酣，时寐时醒，醒后不能再寐。失眠者多数为心情烦躁，情绪不稳，慢慢饮少量水，有一定的安神镇静之效。医生建议，睡觉时把热水袋放在后颈部，会起到催眠作用，亦可令患者睡前用50℃～60℃热水洗足泡足15～20分钟，每日1次，洗泡后用手按摩涌泉穴更佳；或经常用热盐水洗脚，再配以喝杯牛奶、按摩涌泉穴，能促进局部血液循环，有助眠之效，热水泡脚具有促进气血运行、通经活络、促进全身血液循环，调节内脏器官功能，加强机体新陈代谢，改善全身组织的营养状况。防失眠效果更佳。

第六节　防心脏病

经过一夜睡眠中的呼吸、排尿丢失了大量的水分，体内水分的丢失会使血液变得浓缩粘稠，难以流动，易引起心肌缺血，易使平时粘附在血管壁上的脂肪积淀块松动脱落，阻塞心血管，早晨起床饮水可最大限度地防止心脏病猝发。

因排尿、出汗、呼吸使体内丢失大量水分而使血液浓缩，血流减少，冠状动脉管腔相对狭窄，或血液经过浓缩形成血栓，使血管闭塞，导致心肌出现急性供血不足，或局部心肌坏死，定时定量饮水，尤其是睡前饮水，午夜也饮水，不会发生心肌缺血，防止了心绞痛的发生。医生告诉心跳不适、心慌的心悸病人可突然用力咳嗽，大口饮水有好处。

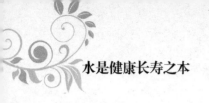

第七节　防肾绞痛

炎热的夏天排汗多，尿液浓缩又减少，常使原有的结石或潜在结石诱发肾绞痛，再者，浓缩的尿液也可形成泌尿系统结石，医学表明多多饮水是预防肾绞痛的有力措施。

第八节　预防泌尿系统病症

人体缺水，尤其是在炎夏季节或高温环境下作业的人如饮水不足，尿液浓缩，其中的矿物质积聚，很容易发生泌尿系统结石。调查发现经常饮水，体内维持足量的水分，使全身各组织细胞正常进行新陈代谢，保证了胃肠系统的良好运转，罹患肾结石、膀胱结石、尿路结石、胆囊结石、尿路感染的几率较低。

第九节　防便秘

常饮水，尤其是在早晨起床后饮水，最好是空腹喝 1 杯淡盐水或淡蜂蜜水，可补充体内丢失的水分，使胃肠很好地工作，促进消化系统正常蠕动，防止便秘作用明显。

第十节　防感冒

水可防病治疗又养生益寿，堪之神奇，美国俄罗斯等国家的科学家把凉开水称为"复活神水"，凉开水之所以奇妙，因为水在沸腾后放置冷却过程中，氯气比一般的自然水少了50%，水的表面张力，密度、黏滞度、导电率等理化特性也都发生了变化，近似生物活性，经常饮用凉开水，有预防感冒、咽喉炎和某些皮肤病之效，坚持每天清晨饮一杯新鲜凉开水，就会产生神奇的益寿效果，不少长寿老人的长寿秘窍，往往就是饮水的受益者。

用当天现泡的大蒜水漱口防感冒特佳，将1个大蒜头去皮，切成薄片，与3000毫升凉开水一起装入密封的容器内，浸泡6~7小时后用纱布滤除，然后加入30克碎冰糖并严密盖好，冰糖溶化后分装在三个小容器中盖严备用，每日早晚及中午各用1个蒜头水含有口中，用力漱口，至喉部后再饮下（以上制出的蒜头水为成人一天的用量），实践表明，用"大蒜水"漱口是预防感冒的良方，尤其对预防流行性感冒，特别有效。

第十一节　防肌缩身材减

骨骼中约含水30%，连指甲、牙齿都需要一定的水分，经常喝水的人，可满足骨骼水分，就会减少因骨质疏松、酥朽易折的灾祸发生，也不致于使人越活个子越小。

肌肉约含70%水分，如果经常喝水，补足肌肉水分，可防止肌肉萎缩，减少老年人越活肉越少，越活个子越小的苦恼。

第十二节　防治颈椎病

早期患者如脖子发硬、酸痛或受凉后出现轻微疼痛，可用热毛巾热敷脖子，可促进颈部血液循环，缓解肌肉痉挛，防治颈椎病显效。

第十三节　防脱发

自30岁起，人体的汗腺和脂肪腺功能开始缓慢下降，随之，皮肤的皮层也开始变薄，于是，皮肤不能再有效地保持其湿度，这时如不能及时补充足够的水分以弥补自然水分的消耗，那么，身体就会从细胞中吸取必须的水分，天长日久就会形成因缺水而脸皮发皱、头发早脱落等早衰现象，因此，每天多次少量饮足水是预防脱发的必要措施。

实践表明盐水洗发效佳，实际操作用 50~100 克食盐，放在半盆温水中溶解后，先把头发浸入盐水中，揉搓几分钟，然后在头发中加洗发精，继续在温水中洗，待洗掉油污后，再用清水冲洗干净，每星期一二次，一个月可见效。另外，磁化水洗头可减少头发脱落。

第十四节　防　秃

冷热水交替洗头可防治秃发，这是因为当大部分头发进入休止期，可出现毛发乳头萎缩，毛球变性，毛发停止生长，甚至使毛发脱光。实际操作时先用双手在头皮上揉擦 3~4 分钟，使头皮发热，接着用低于 25℃ 的冷水淋洗头部，然后将头浸泡在 38~40℃ 的热水中浸 5~6 分钟，这种用冷热水交替洗头，可改善头皮血液循环，加快新陈代谢，刺激毛发乳头发育，形成新的毛球，只要坚持几个月，便会有新头发长出。

第十五节　美容养颜

人的表皮失去水分，表皮中的微小脂肪颗粒就会变硬，造成皮肤干裂，失去弹性，皮肤皱褶度也增加，使人显得衰老，人们把水称做"天然美容保湿剂"，保持皮肤滋润、光泽、有弹性，就要保持肌肤组织细胞的水分充足，表皮的含水分达 15%~20%，切实可行的办法就是多喝水，最好是多喝多用凉开水，因冷开水表面张力强，与生物细胞内的水十分接近，有很大的亲和力，饮用后易被皮肤吸收并渗透到皮肤内，有利于美肤。常用凉开水洗涤皮肤，能使皮肤细胞保持足够的水分，因为凉开水分子之间很紧密，内聚力大，容易渗透到皮肤内能使皮下脂肪成为"半液态"，从而使皮肤显得更加柔嫩细腻，有光泽而富有弹性，十分健美。

第十六节　助分娩

　　孕妇在清晨起床后喝 1 杯新鲜的凉开水十分有益，早晨空腹饮水能很快被胃肠道吸收进入血液，使血液稀释，血管扩张，从而加快血液循环，对分娩很有利。妊娠晚期的孕妇 2 小时饮水 1500～2000 毫升，这样在增加孕妇体内水量的同时，也有效地增加了羊水量，改善了子宫及胎盘的血液灌注量，增加了胎儿脐血流量，使胎儿在子宫内的环境极大改善，也就提高了分娩质量和胎儿存活率。

　　水中分娩是指在产妇分娩发动以后，使其浸入特制的分娩池或浴盆中，在水中待产、分娩，这是一种安全、简便有效的分娩模式，能帮助产妇充分放松，达到镇痛、促进舒适、缩短产程的作用。因为人体浸泡在水中，肾素、醛固酮、血管紧张素和血管加压素分泌减少，心钠素和多巴胺增加，导致尿量分泌增加，血压下降。温水使局部皮肤血管扩张，局部组织的体温、代谢、神经传导速度以及肌肉松弛度增加。由于浮力的作用，产妇在水中可以自由采取舒适的姿势和体位，使肌肉放松，与紧张有关的激素分泌下降，焦虑程度降低，催产素分泌增加，子宫收缩加强，从而使子宫颈口快速扩张，缩短了产程。专家说产妇在水中多采用直立位，有利于保护会阴；且由于水的浮力作用于会阴体，使阴道内外的压力差变小，会阴组织逐渐扩张，容受性增加，从而减少会阴裂伤。总起来说，水中分娩可以缩短产程，减少了麻醉药物、镇痛药物以及催产素的应用，是最理想的分娩举措。

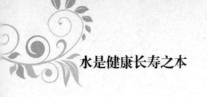

第十七节　防沙眼

护眼需要多饮水，因为饮水有助于眼睛泪液充足，当灼热物质接近眼睛时或在阳光下劳作时，泪水即在高温下形成一层薄薄的水蒸气，这种水蒸气起到了阻止高温传导的作用，会减少眼睛受伤害的程度。

眼睛喜凉怕热，常年坚持用流动的冷水洗脸洗目，能使脑清眼明，可有效地防止沙眼的发生。

第十八节　防咽喉炎

医学表明，多喝温开水，预防咽喉炎有意想不到的良效。

第十九节　防耳聋

实际操作时，用热水毛巾敷在耳上并轻轻擦揉，可改善耳部血液循环，预防因缺血引起的功能性耳聋。

第八章　对症饮水益健康

患有不同病情的人，科学饮水可减轻或消除病情，从而促进病人的康复。

第一节　高　烧

发高烧的病人多饮水可以帮助退热。

第二节　尿道病

尿道炎、尿路感染、尿路结石患者多饮水多排尿，每天排尿量至少在 2000 毫升以上，可起到"冲洗"作用，有利于细菌毒素迅速排出体外，保护肾功能，缩短病程，帮助治疗。

第三节　冠心病

医学认为水的缺乏与冠心病的发生有千丝万缕的关系，心绞痛与心肌梗死或清晨发生，冠心病人宜晚上、半夜、凌晨喝三杯"安全水"，临睡前喝第一杯温开水，以降低血粘度、增加晚间血液流速、溶解血栓；深夜醒来要主动喝上第二杯温水，给机体补足水分，以缓解病情；清晨醒后起床做的第一件事喝第三杯温开水，经过一夜的皮肤蒸发、口鼻呼吸、排尿会丢失不少水分，此时喝水可稀释血液，降低血液的黏稠度；有利于改善脏器循环与供血，亦能更好地排泄体内废物。

冠心病患者喝好这三杯"安全水"的作用不可低估，可以防止或减少冠心病发作，使之安全度过夜晚。

第四节　高血压

高血压病人晚睡前和清晨空腹各饮 1 杯水，可稀释血液，降低血黏度，减少发病几率。

第五节　肝　炎

肝炎黄疸期患者多饮水有好处，因为大量喝水有利于退黄疸。

第六节　便　秘

长期便秘患者，清晨空腹饮 1 杯淡盐水，可促进胃肠蠕动，产生便意，解除便秘之苦。

第七节　哮　喘

哮喘患者正由于体内的水分不足，使稀释分解力量，痰液变得黏稠不易咳出，甚至形成栓塞，堵塞小支气管，致使呼气更加困难，加重了病情。因此，医学专家提醒哮喘病人，当哮喘发作时，不要只想到用药物来缓解病情，还应有意识地多饮开水，补充水分，以利健康，临床实践证明，让病人补充足量水分是治疗支气管哮喘的重要手段。

第八节 肾 病

西医认为，人体代谢后的毒素出口主要靠肾脏，肾脏是基础的功能是生成和排泄尿液，我们喝水后，水分经过胃肠道吸收入血，血液在全身循环，带走各器官的代谢废物，当血液从静脉流动到肾脏时，相当于通过一个庞大的过滤网，这里每分钟过滤血液120毫升，最后，血液中多余的水分、毒素都留下来，被收集到肾盂中，等待排泄，其余有用的物质则通过动脉继续巡游全身，从这个意义说，多喝水可以洗肾，对肾脏有保健防病作用。医学表明，肾脏血管细小，管路众多，当尿液比较少，或尿中各种盐类的浓度比较高，也可能两种情况同时发生时，尿液流动速度降低，尿中的盐类就沉积下来，这样的沉淀逐渐增多，就形成了肾结石，专家建议多喝水，有利于把体内有害物质尽快排出，从而降低尿液中某些盐类及化学物质的浓度，减少这些物质残留在肾脏，造成肾病。肾脏有病但不浮肿且无高血压的人，不需要限水，一般情况下，如果饮水能由肾脏排出而不引起浮肿，每天可饮1000毫升水，有利于促进代谢废物排出体外，对于肾盂肾炎、膀胱炎的肾脏病人则应多喝水，而且夜间醒来也要喝水，这样对疾病的康复有好处；患肾结石较小的病人，在药物治疗的同时多饮水可增加尿量，对尿路起到冲洗作用；防止盐类晶体沉积，促使细小结石排出，但直径大于0.7厘米的肾结石患者，已有肾积水时就不宜多饮水了，因为过多地饮水会增加尿量，加重肾积水，会损害肾功能。肾结石伴有慢性肾功能衰竭者，更不能多饮水，以防诱发其它疾病发作。

第九节 胆结石

胆结石病人多饮水可稀释胆汁，增加胆内结石排出的机会。

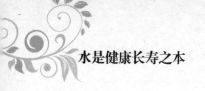

第十节 肥 胖

肥胖者体内的水分要比正常人少15%至20%，由于饮水不足，身体就无法对脂肪进行充分的代谢，以致变得身体超重，消化功能和器官功能减退，形成恶性循环，因此，肥胖者要增加饮水量，特别是饭前20分钟饮水，使胃有一定的饱腹感，可降低食欲和食量，有助于减肥。据临床观察，一位肥胖妇女按计划强制性地增大饮水量，经18个月，体重减轻20公斤，要问多喝水为什么能减肥，专家回答说，因为水可排斥饥饿感，饮水既可果腹又可减少摄入的热量，这样日积月累就可达到减肥的目的。

第十一节 糖尿病

糖尿病患者怕多尿，怕浮肿而不敢多喝水，甚至限水、不喝水，这是不对的，恰恰相反，少水会加重人体内环境紊乱，加重高渗，导致高渗性昏迷，从后果看，多饮水对糖尿病患者有多方面的益处，如可以预防泌尿系感染，增加抗菌药物的疗效；可增加血容量，改善血循环和微循环，降低血粘度，减少并发症；可降低血浆渗透压，预防血渗性昏迷的发生，况且患者每天尿中排出的糖量与饮水量和尿量无关，多饮水也不会加重肾损害所造成的浮肿。

第十二节 痛 风

痛风患者每天至少饮白开水3000毫升，出汗后更应立即补水，睡前饮水不可少，因为痛风发病的根本原因是由于病人体内某些酶的缺陷，使嘌呤代谢异常，尿酸生成过多，溶解度很低的尿酸盐，在血液中超出正常，处于过饱和状态，导致细小的尿酸钠结晶沉积于关节滑膜，引起无菌性炎症，诱发脚拇趾根部的第一跖趾关节、踝关节等关节处疼痛，但应注意不能喝牛羊肉、鲤鱼、鹅、蟹、贝类做的汤，含嘌呤较多，可加重痛风病的症状，虽然是汤水，但事与愿违，起了反作用。

第十三节　尿失禁

　　老年妇女罹患尿失禁常常会尿湿裤子，为避免这种尴尬现象，不少妇女通过少喝水来控制尿量，专家认为摄水量过少，尿液高度浓缩，体内代谢废物排出减慢，让膀胱受到刺激，可能会引发泌尿道感染，患者容易出现尿急尿频现象。可见正常饮水不可少。

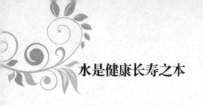

第九章　水能治病胜似药

英国皇家医学院的科学家非常夸大地说："水是世界上最廉价的好药"，很多普通百姓受益者说得好："巧用清水胜似药"。

第一节　头　痛

阵发性头痛患者，开始几天吃止痛片虽有好转，以后也许是赖药性的原因不见疗效，便用热水浸额头的头痛处三、五分钟，痛感立即减轻了许多，以后的几天仍用热水浸额头竟治好了头痛；感冒头痛时，将一条干净毛巾放在脸盆中，以适量开水浸湿，稍拧去水，叠平压在患者眼、鼻或头颈部的风池穴部位，可大大缓解头痛；风寒头痛患者，发作时痛连项痛、遇风尤剧，治疗可取生姜 50 克，切片后放入盆中，加热水 1000 毫升浸泡，15 分钟后擦洗前额及太阳穴，每日 2 次，每次 15~20 分钟，3~5 日为一疗程；对于中老年人高血压头痛十分常见，用水巧洗头有疗效，洗头时将指尖在头顶百会穴、两颞侧太阳穴、风池等穴往返有序地抓摩，加强对穴位的刺激，提高止痛效力，若高血压病颈项牵痛者，可将四指并拢与手掌大鱼肌相对地捏拿后项两侧风池穴 10~20 次，可令头目清新，颈项活动自如，这是因为上述操作可促进面部经络气血的运行，进而调节体内五脏六腑的功能活动，使机体达到平衡而缓解头痛。

第二节　偏头痛

偏头痛发作时，取一盆热水（水温以不烫伤皮肤为度），把双手浸入热水中，在浸泡过程中要不断加热水，以保持水温，大约浸泡半小时，痛感便逐渐减轻，甚至完全消失。这是因为偏头痛是由于脑血管充血胀大而引起，双手浸泡在热水里，手血管膨胀，血液流聚于手部，脑血管充血相应减少，脑神经的压迫也随之减轻，故痛感逐渐消失至痊愈。

第三节　神经衰弱

患有神经衰弱的人，经常发生头晕乎乎的，甚至晕厥，用于治疗可实行热毛巾外敷，饮糖水或热茶，游泳是一个绝好的治疗措施。

将热毛巾放在后脑勺，每次数分钟，这样可刺激后脑勺的穴位，减轻或消除头晕症状，还可提高反应力和思维能力。

晕厥病人慢慢喂服糖水或热茶疗效尚可，用拇指、食指按压患者合谷穴（手虎口处）更是棋高一着。

游泳是一项全身性运动，对于神经衰弱等慢性病人尤其合适，研究认为游泳是对全身的特殊按摩，使全身肌肉放松，紧张的神经得到休息，使大脑皮层的兴奋性增高，指挥功能增强，神经衰弱者有很好的疗效。

第四节　失　眠

各型不寐者睡前用 50～60℃ 温热水洗脚泡脚 10～15 分钟，通过足浴可对大脑产生良好刺激，增强记忆，改善睡眠，洗泡之后用双手对涌泉穴进行按摩催眠更佳。或每晚睡前用热水（38～40℃）和冷水（10～16℃）交替盆浴或沐浴进行"血管体操"5～10次，每次热水冷水各进行10～15秒钟，能促进血液循环，使人体组织细胞得到更多的氧气和营养，也增进血管弹性，对失眠的治疗有效果。医学专家指出，游泳是一项全身运动，水流和波浪对身体的摩擦和冲击形成了对人体的特殊"按摩"，使紧张的神经得到休息，经常失眠者常游泳效佳。

第五节　心脏病

心脏不好的人，养成睡前饮一杯水的习惯，可以防止发生在凌晨的心绞痛，心肌梗塞类的心脏病。

医学研究认为心脏病患者洗澡时让胸以下部位浸在40℃左右的热水中20分钟，使末梢血管扩张，增加心脏的血液供应，以防供血不足，不可把胸部以上部位浸在水中，否则会对心脏造成负担；心动过速发生时，采取"潜水疗法"多数能收到立竿见影之效，具体方法是：把一盆冷水（5～10℃）放在台上，患者深吸一口气，并屏住气，迅速将面部浸入冷水中（眼睛闭上），使水浸至耳前水平，不至让水进入耳内，持续30分钟，然后离开水面自由呼吸，揩干面部，一般一次潜水就可使心率转至正常，如一次不行，可在几分钟后再来一次；每晚临睡前进行热水、冷水交替进行沐浴或盆浴所谓的"血管体操"，能防治冠心病、动脉硬化等心脑血管病患，也能防治伤风感冒等上呼吸道感染疾病最易合并的心肌炎。有资料表明，人类的冠心病发病原因与人体垂直因素有关，游泳是水平运动，可保持人体各个部位随地心引力的一致和血液循环分配的均衡，减轻心脏负担，从而达到辅助治疗作用。

第六节　高血压

　　人的正常血压为 80/120（舒张压 80 毫米汞柱，收缩压 120 毫米汞柱），在一段时间内，二者之一高出正常值便是高血压，高血压病是心脑、肾病的罪魁祸首，必须要进行治疗，治疗措施很多，水则可显示特有的功效：血压偶然升高时，可用稍多的热水（能达到踝关节处）泡脚，热水泡脚能反射性引起外周血管扩散，血压随之下降，亦可用40℃左右的热水长时间洗澡 20～30 分钟，促进血液循环，增强机体代谢，血压比洗澡前降低 15～20 毫米汞柱；或高血压病人浸坐在人齐胸的浴盆内，水温保持在 35℃ 左右，也可在水中加入小苏打，浓度为0.25 克/升，利用二氧化碳气泡的机械作用和化学刺激，使皮肤血管扩张，同时二氧化碳气体还会经皮肤和呼吸道进入人体内，影响血管收缩中枢和迷走神经，使血压下降；或洗澡时用食盐在肩、腰、腹、脚等部位稍加搓擦，至皮肤呈赤红色，后用清水冲净，接着在温水中浸泡 20 分钟，降低血压有疗效，研究表明如果血压突然升高时，除保持情绪镇静，立即服用降压药外，在阴凉处坐下，上身和头部抬起，用40～45℃的水洗脚，将水浸到距膝盖 2/3 处，用冷水毛巾敷头部可显效，若有恶心、呕吐、头痛加剧现象，应立即送医院就医。另外，对于高血压病人，在病情稳定的情况下，可以尝试游泳健身，因为适当的有氧、伸展、增强肌肉力量的运动，有利于减轻体重，降低血压，媒体曾报导一位中年高血压患者，坚持每天游泳一千米，三年后血压正常。

第七节　低血压

　　动脉血压神经系统受损的低血压患者从坐姿或睡姿抬起双脚站立

时，动脉血压急剧降低而失去知觉，即刻喝水500毫升之后，不用服药便可升高血压，怪不得科学家把水说是世界上最廉价的好药。

第八节 咳 嗽

咳嗽是呼吸系统普通而常见的疾病，医学认为，凉开水可以止咳祛痰的功效丝毫不亚于药物，因为凉开水易透过细胞膜，发挥特异的生物活性，促进人体新陈代谢，增加血液血红蛋白的含量，提高脏器脱氢酶的活性，如此神奇作用被国外学者称为"复活神水"，为什么说白开水是止咳祛痰的良药？理由有：

（1）温凉开水对咽喉部有良好的湿润和物理治疗作用，有利于局部炎症的治愈，并能解除局部痒感，从而阻断咳嗽反射；

（2）咳嗽患者在饮用白开水的同时，因伴有深吸气，这样就使开水水面上的蒸气吸入呼吸道，使呼吸道湿润，附在呼吸道内膜壁上的黏稠分泌物得以稀释并松动，很容易被咳出来，粘痰出来后，引起咳嗽的刺激被消除，咳嗽也自然会减轻，同时，水蒸气的湿润也有利于呼吸道炎症的吸收，医院里对呼吸道感染病人所采用的蒸气或超声雾化吸入就是这个道理。

（3）咳嗽病人，尤其是剧烈而频繁且有发烧者，常有不同程度的脱水，脱水能加重呼吸道炎症和分泌物的黏稠，使之不易咳出，黏稠分泌物的刺激又加重咳嗽，使之形成恶性循环，多饮开水能保持呼吸道湿润，因而有利于止咳和祛痰；

（4）多饮开水在解除脱水的同进能促进机体代谢，改善机体循环功能和利尿，使机体代谢所产生的废物和毒素迅速从尿中排除，从而减少毒物对呼吸道的刺激。白开水的上述作用是任何一个止咳祛痰药物所不能相比的，坚持频饮，越多越好，是十分有效的。止咳除多饮白开水外，背敷热水袋也有疗效，操作时在热水袋中装入70℃左右的热水，置于患者穿 1 件内衣的背部，或将热水袋外包 1 层毛巾，白水和晚上持续进行背部热敷，一般为 2～5 天，这是因为背疗热敷可使上呼吸道、气管和肺等部位的血管扩张，加快血液循环，增强新陈代谢和白血球的吞噬能力，注意，发现皮肤潮红，应立即停止，发烧患者忌用。

第九节 打 嗝

呃逆俗称打嗝，由于某种原因，气体从膈肌的食物孔内上冲，膈肌处于不自主的间歇性痉挛状态，不能上下运动，导致令人不能自制的症状。

打嗝时连喝几口温开水，然后弯腰成 90°角，连续弯腰几次，直起身来打嗝就会止痒。

打嗝不止时，喝上一大口温开水含着，分七次咽下，稍待片刻，便能有效地止嗝。

打嗝时用 2 块冰块分别敷在喉结的两侧，时间不超过 60 秒便可见效果，这是因为冰块可以减缓神经抽搐的频率，进而可以干扰肌肉抽动的周期，使打嗝的症状随之消失。

第十节 感 冒

医生说："多喝水是感冒病人最好的处方，多喝水不仅能促使出汗和排尿，而且有利于体温的调节，促进体内细菌病毒迅速排泄掉"。

病毒引起呼吸道感染发生感冒时，病人会出现发热、头痛、打喷嚏、鼻塞、咽痛等症状。

医学认为感冒病人可倒入 1 杯热开水，分别熏鼻孔、双眼及口腔，使鼻孔透气，炎症消失，并有润喉明目作用。当感冒头痛时，将一条干净毛巾用开水浸湿并拧去水，叠平压在患者眼、鼻或头颈部的风池穴、可大大缓解头痛；感冒引起鼻塞不通，可在临睡前用热水浸透的毛巾敷于两耳部 10 分钟，会使鼻腔通畅，呼吸自如。远离感冒不困扰可采用有水参加的方法：坚持每天早晨用冷水洗脸，晚睡前用热水洗脚；每天早晨坚持用淡盐水漱口；每天用盐水洗鼻，操作时用 3 克食盐加入 300 毫升温水拌匀，放入微型水壶，屏住呼吸，将盐水由壶嘴流入鼻孔，达到咽喉，然后把头倾顷，使盐水从另一鼻孔流出。

第十一节　支气管炎

支气管受到细菌或病毒感染引起支管管粘膜的急性炎症称急性支气管炎，起病较急，初起多为阵发性干咳，1~2 天后才咳出少量黏痰，逐渐转为黄色脓性痰或白色黏液痰，有怕冷、发热、头痛、咽痛、周身酸痛等类似上呼吸道感染症状。急性支气管炎不及时治疗可转为慢性支气管炎，病人表现为慢性阵发性咳嗽及咳吐粘液样痰或伴有喘息，咳嗽在夜晚较剧，天气寒冷时加重，以反复发作为特征。

医学表明支气管炎发病时大量饮水，吸入热水蒸气，可使黏稠的痰液稀释有疗效，另外，气管炎可以坚持冷水摩擦进行治疗，具体做法是：初练者从水温不太凉时开始，逐渐经秋入冬，在晨起后或睡觉前，摩擦时要自上而下地进行，先用湿毛巾擦脸部和颈部，接着摩擦胳膊、前胸、腹部（结合揉腹）、后腰、后背，之后再擦两腿，最后擦洗会阴、洗脚，摩擦时用力要适度，到皮肤发红、发热，一年四季贵在坚持，治疗气管炎会收到意想不到的效果。

第十二节　哮喘与气喘

支气管哮喘是由于毛细支气管的平滑肌痉挛，支气管内粘膜水肿和过多粘液分泌，支气管呈可逆性气阻阻塞状态，病因多因空气中的花粉、黑烟等污染颗粒进入气管及肺部，使人发生过敏反应而致病。

医学认为人呼吸需要水，饮水可使肺部组织保持湿润，肺功能舒缩自如，可顺利吸进氧气，排出二氧化碳。医生告诫哮喘病患者保持安静，慢慢地从床上坐起或坐在椅子上，然后喝水，水温以不烫口为限，喝至周身发热，哮喘可很快缓解。

气喘病人多饮水，可使痰液顺利排出，气喘缓解或消失。

第十三节　糖尿病

日本中山大学药学研究员森田教授通过 3 年的试验发现，冷开水泡茶饮用可防治糖尿病，1300 多名糖尿病患者饮用半年冷开水泡茶后，其中 82% 的人病情明显减轻，9% 的人完全治愈。据分析，茶叶中含有一种多糖类物质，该物质在粗质茶叶中含量为 36.8%，绿茶为 31.7%，红茶为 19.4%，但必须是用冷开水（也可用矿泉水）泡茶，若是用沸水或温开水冲泡，则会使茶叶中这种多糖类物质受热而被破坏，从而降低甚至失去疗效。饮用方法是，取 10 克茶叶，用 200 毫升冷开水泡浸 4～5 小时，每日 3 次，每次 50～150 毫升，直至血糖稳定在正常水平。

糖尿病患者内脏的组织功能很低。洗 40℃ 左右的温水开可改善脏腑功能，并能有效地提高胰岛素的分泌，注意切勿洗高温浴；每晚临睡前进行热水冷水交替洗浴的"血管体操"对糖尿病有较好疗效。

第十四节　腹　痛

女性因受凉导致的寒性腹痛，可用热毛巾热敷，可起到化瘀、理气止痛的功效。

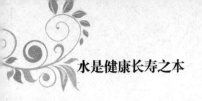

第十五节　胃　痛

胃脘部近心窝处发生疼痛时，可进行温泉水浴、硫黄温泉水浴，每日1次，每次0.5~1小时，10日为一疗程，约需1~3个疗程。

吃过冷凉的食物会发生胃痛，对于这种"痉挛性疼痛"可采用热水袋装上热水热敷一下疼痛部位，疼痛即可缓解，免受打针吃药之苦。

第十六节　呕　吐

妊娠头三个月轻度呕吐有益胎儿健康，是孕妇的正常反应，为解除母亲体内毒素对腹中小生命的侵害，孕妇的鼻子特别"尖"，呕吐中枢也格外敏感——嗅到不利的气味就呕吐，发生妊娠呕吐时多喝些水，可降低"外来毒素"的浓度，促进它们从尿液中排出，同时避免孕妇因剧烈呕吐而导致身体脱水，因此多喝水是缓解妊娠呕吐的一个简便而有效方法。

第十七节　腹　泻

医学研究认为腹泻时大量饮水可起到治疗作用。临床发现1岁左右的小儿最易患腹泻，这种腹泻的特点是大便稀而带绿色，或者带有白色粘液，其原因多是由于胃肠受凉引起，抗生素治疗短期内多不见效果，对于这种腹泻可用热水袋装热水在患儿肚子上和屁股上热敷（注意不要烫伤皮肤），每日早晚两次，每次半小时，1~2天便可止泻，是一种效果不错的几乎不花钱用水治病的方法。

第十八节　便　秘

大便秘结不通，排便困难叫便秘，多因大肠传导功能失常，粪便在肠道停留过久，水分被吸收，造成粪质干燥、坚硬而致。

养成好习惯防治便秘是高招，每早起床畅饮淡盐凉开水有良效，由于空腹和少活动，加盐的开水不被胃和小肠吸收，很快进入大肠，既刺激肠的蠕动，又将粪便秘释，有利大便排出。或在热水盆中坐浴10～15分钟，可刺激肠蠕动，软化粪便有利粪便排出。另外，不少便秘患者采取大口大口地喝水，吞咽动作也快，这样水能够尽快地到达结肠，促进排便。

洗澡治便秘时，沿着肠部位用43℃的热水冲三分钟，再用20℃的温水冲十秒钟，反复5次，让大肠的运作活络，治便秘效佳。亦可在洗澡时先用手掌在腹部按顺时针方向按摩，同时大口呼吸，使腹部一鼓一收，然后以热水或冷水淋浴腹部，可起到治疗慢性便秘的效果。

医学研究认为利用淋浴喷头产生的强烈水流，按一定的规律冲击身体的有关穴位，可产生类似针灸、指压及指拿的效果，为疏通便秘，把喷头对准下腹部，用冷热水交替冲击5分钟，可刺激大肠蠕动，消除便秘。

第十九节　痔　疮

"十人九痔"是大家熟悉的一句话，医学认为人们处于直立状态，位于人体下部的肛门直肠低于心脏，血液回流困难，同时人的直肠上静脉及其分支没有静脉瓣，血液由下向心脏回流时，在地心引力的作用下，很容易瘀积在肛门周围的局部，于是静脉便在疏松的黏膜和皮下扩张成痔疮。

得了痔疮很痛苦，热水坐浴消忧愁，痔疮肿痛者可先用盆热水的热汽熏肛门，待水温适宜，再于盆中坐浴10分钟~15分钟，可刺激肠蠕动，有利于痔疮消退。亦可用淋浴进行治疗，在淋浴的实际操作时，将水温调至40℃左右，用喷头对准肛门口，利用水柱的冲力冲淋患部10分钟，然后作肛门收缩运动20次，坚持数日必有疗效。

第二十节　小便浑浊发白

秋末初冬季节，小儿困坐卧凉地或腹部受寒，偶尔会出现小便浑浊发白现象，这并不是什么"乳糜尿"，而是由于尿中磷酸盐沉积所致，发现之后，不必兴师动众去医院，可用热水袋装热水敷在患儿脐下和膀胱部位，一般热敷一次就可见效。

第二十一节　腰　痛

腰部的一侧或两侧的局部疼痛称为腰痛，腰肌劳损、腰椎骨质增生、风湿性脊柱炎、腰部软组织急性扭伤等，均可出现腰痛。

医学说"洗澡顺便治腰痛"，方法是用43℃左中的热水在腰部周边来回冲洗，最好边冲边做腰部伸屈运动。对于因外感风寒、久处阴冷潮湿环境造成的风湿性腰痛，可用热水蒸气熏烘的方法进行治疗，让患者平躺在两张椅子上，将后腰部的衣服撩起，取电热杯放入热水，接通电源，放在患者腰下，使之不断产生的热蒸汽熏烘腰部，长期坚持，可散寒止痛。医生说游泳是防治腰背部的好方法，因为在游泳过程中，水的浮力使肌肉放松，有不少腰痛、背痛患者用游泳疗法治愈。

这里告诉人们一个简便易行的方法，当慢性腰椎疼痛时，用热毛巾热敷，可缓解局部症状。

第二十二节　臀疗痛

臀疗肌肉僵硬伴有轻微的钝痛，酸胀痛，可平躺并用热毛巾热敷疼痛部位，可缓解症状。

第二十三节　落　枕

轻微落枕可用热毛巾敷患处，并配以颈部运动，头部慢慢向前弯，轻轻向前后左右侧转动。

第二十四节　颈椎病

早期颈椎病症状，如脖子发硬，酸痛或受凉后出现轻微疼痛，可用毛巾热敷，改善症状促进血液循环，缓解肌肉痉挛，防治颈椎病有一定效果。

第二十五节　关节病

水是关节、肌肉的润滑剂，对人体组织和器官起一定缓冲保持作用，特别是可减轻关节摩擦，有利于活动。关节不适，可用鲜生姜100克切成细末，开水沏泡随渴随饮，只需 3～5 天如此操作，可使身体各个关节都有舒适感，腿脚走路也灵便得多。骨关节炎病人水中锻炼可起到积极有效的治疗作用，例如水中步行可增加其受损关节的强度，提高骨关节炎患者的力量和灵活性，减轻疼痛症状。每晚睡前用热水冷水交替淋浴或盆浴5～10次，每次10秒钟，进行"血管体操"治疗关节有良效。关节痛时淋浴在雷雨过后的大气中，空气中富含的负氧离子有较好的治疗作用。另外，医学运动专家直言，游泳治疗关节炎疗效显著，游泳者不需要用双腿来支撑体重，主要关节部位处于放松状态，它们屈伸自如，现实生活中常游泳人群都会远离关节病困扰。

第二十六节　跌打损伤

运动员在运动损伤应激期不能进行热敷可在跌打损伤发生 2 ~ 3 天，如不出血也无肿胀时，可用热水毛巾热敷缓解症状。

第二十七节　扭伤或砸伤

腰扭伤较轻者，可让患者仰卧在垫厚的木板床上，腰下垫一枕头，并冷水毛巾冷敷伤处，2 ~ 3 天后改热毛巾热敷。

肌肉、关节损伤后发红、水肿、温度增高，先行冷敷，让血管收缩，控制血肿，减轻疼痛，在扭伤 24 小时之后，用热水袋热敷伤部，可以缓解疼痛并促进肿胀的消退，这是因为热水袋热敷，能使局部皮肤发红，直接改善局部血液循环，促进内部出血的吸收，促进肿胀和炎症的消退，其作用和疗效远比服用活血化瘀药物来得快，效果好。

手指及脚脖子扭挫伤或砸伤，局部瘀血或按之肿块，只要未破皮，可立即用冷水浸敷，能使断裂的皮下毛细血较快收缩闭合，控制血肿加剧，并有止血镇痛作用，24 小时后可进行热敷。

第二十八节　软组织损伤

软组织损伤后，局部瘀血、肿胀，医生告诫患者 24 小时内用冷水或冰块外敷，以促进凝血；24 小时后再热敷，以促进血液循环，使血肿消退，切不可冷热颠倒，决不能"倒帮忙"。

第二十九节 手脚冰凉

植物神经功能发生紊乱的人，由于交感神经兴奋，外周血管收缩，四肢末端血流减少，经常是手脚冰凉。

手脚冰凉者在洗澡时可用冷、热水交替冲浴，使皮肤血管扩张，促进血液循环。实际操作时，先用43℃的热水充分暖身，再用冷水冲10秒，反复五遍，坚持多日显效。

第三十节 肌肉疼痛

洗澡能治很多病，肌肉疼痛时，在疼痛部位以40℃的热水喷5分钟，特别是容易疼痛的头、颈和腰部，可以边冲边做柔软运动，颈部前后左右转动，可促进血液循环，疗效更佳。

第三十一节 促进小伤口愈合

皮肤不慎发生了小伤口，可用暖水袋进行温热敷，血管扩张，血管通透性增强，有利于组织代谢产物的排出和对营养物质的吸收，抑制炎症的发展，促进其愈合。

第三十二节 去打针造成的硬结

用热毛巾轻轻敷在打针后起硬结的部位，每次30分针，边热敷边揉，以促进硬结部血液循环，加速药液的吸收。

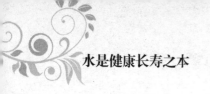

第三十三节　烫　伤

水火烫伤可分为一度烫伤（红斑性，皮肤变红，并有火辣辣的刺痛感），二度烫伤（水泡性，患处产生水泡），三度烫伤（坏死性，皮肤剥落）。

遇到烫伤情况发生时，应沉着镇静，受伤者尽快脱离火源或烫水，衣服着火时应立即脱去着火衣服或在平地上打滚扑灭火焰，切勿奔跑，以免风助火势，加重伤情。小面积一度烫伤应立即在水龙头下冲或冷水浸泡，可减轻损伤。如果烫伤不太严重的话，可用洁净的冰块敷在伤处，既可止痛又能防止水泡的发生，或用民间通常采用的食盐水急救处理，操作时用浸透食盐水的毛巾蒙住烫伤部位，直至不疼取掉毛巾。用柳枝适量水煎后洗患处也有效。大面积的三度烫伤必须立即送医院急救。

第三十四节　眼　病

眼睛是心灵的窗口，保护眼睛非同小可，平时注意多饮水，有助于眼睛泪液充足，当灼热物体接近眼睛或在阳光下劳作时，泪水即在较高温度下，形成一层薄薄的水蒸汽，这种水蒸汽起到了阻止高温传导的作用，从而减少眼睛受伤害的程度。医学告诉人们，常年坚持冷水洗脸，头清眼明，可预防沙眼，保护视力。常用热茶熏眼睛，对视力有保护作用。医生还说用热水毛巾敷眼部，可促进眼周的血液循环，减轻眼睛疲劳，能部分缓解干眼症的症状，还有明目功效。

因为熬夜或其他原因有了黑眼圈，这样实在不雅观，消除黑眼圈的方法很简单，就是用冰敷，操作时将冰块装入塑料袋中弄碎，贴在额头上，以免对眼睛施压，刚开始一两天用冰袋敷可能眼睛不舒服，可在第一天每小时冰敷 10 分钟。医学认为冰敷可收缩血管而帮助消肿，也可减少内出血。

长时间看书或看电视、熬夜以及患结膜炎等都可能引起眼睛布满血丝。消除眼中血丝除保证充足睡眠外，可在睡前用温水清洁眼睑，用冷水毛巾湿敷眼睛也是一个简单的疗法。

细菌感染、眼睛受伤、烟雾及化妆品刺激等可引发结膜炎，结膜炎俗称"火眼"、"红眼"，患者眼睛肿大、布满血丝，眼睛疼痛不舒服。患者可用棉球沾清水擦除分泌物，保持眼部清洁。可用温湿的毛巾敷眼部，每次 5～10 分钟，3 天后眼睛会舒服些。由花粉过敏引起的结膜炎，可用冷敷的办法能缓解疼痛。雪水涂洗患眼有效，轻者 3 小时涂洗 1 次，4 天可愈。

迎风流眼者每天早晨、午间、晚上、睡前各用隔夜茶洗眼有疗效。亦可坚每日数次用淡盐水洗眼。

消除眼袋民间广泛用热盐水敷眼，操作时在 1 杯热水中放 1 匙盐，搅拌后用药棉吸盐水敷在眼睛的眼袋处，冷了再换热的，反复数次，几天后可促使眼袋逐渐缩回。

灰沙入眼怎么办？千万不要用手去揉眼，以免将灰沙越揉越深，只要迅速弄来一盆干净清水，把眼睛浸入水中，然后闭合几次，沙尘便可被冲洗掉。亦可用生理盐水反复洗眼，力求边洗边眨眼。

眼部患麦粒肿（俗称偷针眼）的病人，早期采用冷敷，可使麦粒肿自行消退。

第三十五节　鼻　疾

鼻是呼吸道的起始部，又是人们的嗅觉器官。

鼻分外鼻、鼻腔、副鼻窦三部分，常见的鼻疾包括鼻炎、鼻窦炎、鼻塞、鼻出血等。

鼻炎是鼻黏膜因各种因素所致的炎症，症状多为鼻塞、流鼻涕、打喷嚏等，分类有多种：鼻涕白色黏稠是由病毒或细菌感染所致的急性鼻炎，分泌物呈黄色脓性为慢性鼻炎，鼻涕呈绿色且脓臭为萎缩性鼻炎，频繁打喷嚏，且流大量清鼻涕为过敏性鼻炎，鼻黏膜干燥发痒为干燥性鼻炎。怎样通过利用水来治疗鼻炎泥？医生告诫鼻炎患者坚持锻炼，增强体质，一年四季坚持冷水洗脸，每天早、晚两次按摩鼻子两旁20分钟，有一定的防治作用。过敏性鼻炎患者养成饮茶的习惯可抑制症状，因为茶叶中含有的儿茶酚、咖啡因具有抑制作用。此外，每晚临睡前，用湿透的热毛巾敷在两个耳根部，每天2～3次，连敷3～5天，治疗慢性鼻炎有效。或用毛巾浸热开水拧干后放鼻子下面，用鼻子吸热蒸气，反复15分钟，每天3次，坚持2个月可愈。也可以备一盆淡盐水，鼻子浸在淡盐水里，向里吸水，等水将到口腔时呼出来，反复3次，每天2～3遍有疗效。或者每天早晨起床后和晚上入睡前先用温热水洗脸，使脸部有热乎之感，然后用毛巾接冷水揩脸中部的眼、鼻、口部位，连揩4～5次，直至鼻尖发红，口及鼻的周围有轻微的麻木感，冬天可直接用自来水，夏天可在头天晚上接一盆水放冰箱等次日一早应用，上述操作每天1次坚持多日对过敏性鼻炎及其分类型的鼻炎均有较好的疗效。

鼻窦炎亦称副鼻窦炎，是指鼻窦黏膜的非特异性炎症。患者头痛、耳痛、牙痛、脸痛、丧失味觉，鼻塞及浓稠的黏膜分泌物。若未加以治疗，可导致气喘、支气管炎、咽炎、喉炎或其它呼吸疾病。医学认为涉及到用水的治疗，卧室使用加湿器，保持居室有一定湿度，使鼻窦湿润不干燥，患者可面对一盆热腾腾的沸水，用一块毛巾覆脸，用力吸入热水气，使它们进入鼻腔，医学认为湿度是使纤毛摆动、黏液流动及鼻窦通畅的关键。亦可用热毛巾覆盖眼睛及头骨，可以消除鼻窦痛，几分钟可见效。

因鼻炎、受凉感冒等常引起鼻塞，鼻子不通气很是烦恼。下面的简方可解除鼻塞之苦：热开水放醋熏洗鼻子，马上通畅、舒服。要不然温盐水仔细洗鼻孔、坚持数日，鼻塞消失。或使用风油精少许点抹于两鼻孔有良效。

　　流鼻血是一种常见症状，可能因空气干燥粉尘刺激、过食辛辣、外伤、挖耳习惯等因素发病，有的人鼻子一碰就流血，轻者出血量少，重者出血不止，严重时还会危及生命。医学认为鼻出血病人，局部用冷敷可使毛细管收缩而止血，操作时用冷水或冰块将毛巾浸湿，敷于鼻根、前额中部和反颈部，反复数次，效佳。若出血量不多，可用手掌蘸些凉水轻轻拍打后脑勺有效。

第三十六节　牙周炎

　　牙周炎的治疗先用热姜水代茶漱口，然后代茶饮，每日 2 次，约 6 次可消除炎症。

第三十七节　中耳炎

　　中耳炎是婴儿及孩童期相当常见的感染病发生的部位是在耳鼓后面的小耳骨所在处，多半是洗澡、洗头、游泳或孩子哭泣或奶水流入耳中未及时除去而感染，分急性化脓和慢性化脓性两种，初期症状是耳朵痒，继之耳痛、耳朵感到饱胀及受压迫，耳内流脓、发烧、听力减退等。医学认为中耳炎患者自早期起就应坚持向患侧卧，不要仰面平卧，更不要向健侧卧，以利于耳道内分泌物自然流出，缩短病程。患者用 3% 双氧水棉球擦洗耳道内脓性分泌物十分有益，患者用一块清洁的毛巾蘸热水敷耳部，可缓解耳痛。

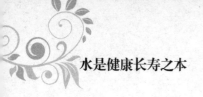
第三十八节　咽　炎

咽腔为上呼吸道和消化道的交叉通路，咽腔因病毒和细菌感染而发炎即为咽炎，分急性和慢性两种，表现为自觉咽干、灼热、咽部微痛，继则咽部疼痛加剧，且咽部粘膜充血、肿胀等。

慢性咽炎的治疗可用3%盐水含漱，每2小时一次效佳。此外，凉水漱喉可治疗慢性咽炎，具体方法是：用一些凉水（冬天可用温水）含于口中，然后深吸一口气，仰头漱洗咽喉部，让气流慢慢放出，通过咽喉部时，产生气流过水的"咕咕"声，并尽可能使局部发生振动，每次5～10秒钟，每天早上刷牙前后各进行一次，经过一段时期后，慢性咽炎病情明显好转或消失。咽喉肿痛时，用热姜水代茶漱口，早晚各10次，如喉咙痛痒，可在热姜水内加放少许食盐饮用，每日2～3次，一般9次可化解炎症，消除痛苦。

第三十九节　扁桃体炎

扁桃体的非特异性炎症，往往伴有一定程度的咽粘膜及其他咽淋巴组织的炎症，医学上叫扁桃体炎，中医称"乳蛾"，主要是由溶血性链球菌感染引起，受凉及疲劳是诱发因素。这是常见的咽部疾病，主要症状为咽痛，吞咽时更痛，面色潮红，不同程度发热，头痛，全身不适，胃口不好，四肢酸痛，检查时可发现扁桃体充血肿大，小舌头（腭垂）发肿，医学上把扁桃体炎分急性和慢性两类。

扁桃体炎的治疗，医生可视情况予以切除。摘除术后病人可以喝凉水，能减少局部出血及疼痛。急性患者多饮水，两侧下颌角部位热敷有消炎作用。中医采用夏枯草30～60克，水煎2次，药液混合后1日内频频服完，服时徐徐咽下，延长药液在咽部的滞留时间，使药直接作用于病灶，疗效颇佳。慢性患者用生理盐水进行扁桃体隐窝冲洗有疗效。亦可用蒲公英 25 克、海带 30 克、丝瓜 1 个，水煎服，每日 2次，治疗慢性扁桃体炎效佳。

第四十节 口腔溃疡

口腔是全身细菌窝藏最多之处，口腔习惯不良、遗传、食物、刷牙过猛及精神紧张等均可发病。

口腔溃疡患者用热姜水代茶漱口，每日 2~3 次，约 6~7 次溃疡面可收敛。

医生建议患者晚饭后用温开水漱净口腔，用 1 勺蜂蜜敷在溃疡面处，含 1~2 分钟再咽下，重复 2~3 次，连续两天即基本痊愈。

第四十一节 肥 胖

随着生活水平的提高，胖子比例日益上升，肥胖令很多人烦恼，因为它不但降低了人们的工作，学习和生活能力，而且容易导致糖尿病、冠心病、高脂血症等并发病。

肥胖的症结在遗传基因及不良生活方式，这种基因可促使身体充分地利用一切食物，吸收营养物质并将其储存起来，还能制造一种在血液中输送脂肪的特殊蛋白质而在体内积聚，人们都知道肥胖有害，怎样减肥呢？专家认为要减肥需要多喝水，因为水为人体各器官起着运送营养物质和氧气，排出废气和二氧化碳的作用，每日饮 8~12 杯冷开水，可使代谢运转得更正常，易为组织吸收，既消耗热量，还能令血管收缩，减慢脂肪的吸收，体重更易获得控制，使肥胖者每周减肥 0.5 公斤，尤其在饭前 20 分钟饮水，使胃有一定的饱和感，降低食欲食量，有助于减肥，喝下的水虽可使体重暂时增加一些，但很快就排出体外，不会长久滞留在身体里。

洗澡治肥胖通常说得最多的就是游泳，医学认为游泳时，由于水的密度和传热性比空气大，所以消耗的能量比陆地多，试验表明，在12℃的水中停留4分钟所散发的能量，相当于同样温度在陆地上停留1小时所散发的能量，实践表明，经常进行游泳运动，可以逐渐去掉体内过多的脂肪，研究证明、如果胖子每天坚持游泳30分钟，而不增加饮食，将会很快达到减肥保持正常体重的目的。另外，游泳过程中身体受到冷水的刺激，还会反射性地引起甲状腺素分泌增加，加速脂肪的氧化，保持正常体重。

第四十二节　中　暑

酷热的夏季环境温度很高，空气湿度又大，体内余热难以散发，热量越积越多，导致体温调节中枢失控而发生中暑。发现中暑患者时，立即用冷水毛巾敷头部，或冰块、冰袋置于病人头部、胸部、腋窝、大腿根部等处，可缓解或消除晕眩症状；亦可将病人置于4℃水中，并按摩四肢皮肤，使皮肤血管扩张，加速血液循环，促进散热，待肛温降至38℃时可以停止降温；或者患者躯体呈45度角浸在18℃左右的井水中，以浸没乳头为度，四个人同时擦浸在水中的患者身体四周，把皮肤擦红，即可使体温降至37～38℃，大脑未受严重损害者多能迅速清醒。

第十章　水中运动增活力

养生保健人士全都认为健康长寿关系到舒适的气水音等自然环境、适中常乐的良好心态、科学合理的健康膳食、因时因地因人坚持不懈的适中运动等四方面因素。雨中行是现代欧美人的一种时尚，健康长寿老人的水中运动（包括垂钓）更是棋高一着。

第一节　水中散步跑步人佩服

水中散步近年来备受日本老人的推崇，各大游泳池几乎成了老年人健身的世界。水中散步虽说和陆地散步一样简单易行，但由于水中有一定的阻力，运动量显然要大一些，与以同样速度在陆地上行走比较，在水中慢慢行走要多消耗 2~3 倍的能量，但很平和且舒适，又充满童趣，更重要的是，水中散步还可以减肥瘦身、治疗腰痛、关节疼痛等。当然，入水时间和行走距离要根据各人的身体素质而定，高血压、冠心病患者必须在医生、护士的指导看护下进行锻炼，以确保安全。

在美国，有成千上万的人到游泳池里慢跑，运动学专家说，在陆地上，每跑一英里，运动者的每只脚就得撞击地面 1000 次，他的脚部、膝部和臀部都受到震荡，所以常使肌肉拉伤或韧带拉伤。而在水中慢跑，下肢受到的震荡为零，因而不会出现上述事故。而且由于水的密度和传热性比空气大，因此，水中慢跑时消耗的能量比陆地上多，试验表明，在陆地上全力跑 100 米大约要消耗 35 千卡能量，在水中慢跑

100 米要消耗 65 千卡能量，因此，水中慢跑是减轻体重，控制和预防肥胖的有效健身方法。

第二节　河边散步乐趣多

河边散步一可观赏效野美景，二可活动锻炼筋骨，三可边走边聊实在惬意。郊外河边，鲜花怒放，细柳含烟，河水荡漾，此时漫步河边，使人精神饱满，心旷神怡，如此美景，使人留连忘返。来到河边，面对荡荡河水，悠悠清气，情不自禁地或大声呼喊，或引吭高歌，或炼炼太极拳剑，或作柔软体操，自由自在，活动锻炼了筋骨，促进了血液循环，加速了新陈代谢，浑身轻松，愉悦无比。边走边和朋友们聊聊天，从世界变化到国内大事，从改革开放到民生趣事，海阔天空无拘无束，天南海北无所不谈，相互开导，化解闷愁，驱除了寂寞，怡愉了心情，可谓是河边散步乐趣多。

第三节　细雨中散步乐悠悠

每当天空下起绵绵细雨，爱好这项运动的人们纷纷走出家室，到大自然中轻松散步，近年来正成为欧洲兴起的一种健身时尚。

阵阵细雨洒落地面，一来洗涤尘埃，二来净化空气，让空气清新、干净，更重要的是，雨前残阳照射以及细雨初降，让空气产生大量的负氧离子，它素有"空气维生素"的美誉，这种物质吸入人体后可以营养神经，利于消除情绪郁闷，调节血压，并促进机体对外界环境变化的适应，对预防感冒，增强自身抵抗力等，都是大有裨益的。当然，为防止雨中淋湿导致感冒、时间不宜太长，一般在 30 分钟左右，或者打着伞在细雨中散步更是别有情趣。

一位老者独特的健康之道——"水中之行"使他喜不胜言，原先频频作乱的鼻塞唇燥、便秘、痔疮、高血压、感冒等疾病不治而愈，真可谓"无心插柳柳成荫"，身心两利俱轻松。

第四节　雷暴雨过后散步好处多

喜欢散步锻炼的人士，莫要错过雷暴雨过后散步。

科学研究表明，一场雷暴雨过后，空气中的气体分子在雷电的作用下，能够离解出带负电荷的负氧离子，据测算，雷雨过后每立方厘米空气中的负氧离子可达一万多个，而在晴天的闹市区，负氧离子数目只有几十个。医学认为雷暴过后的高浓度负氧离子的空气中散步，对患有气喘、烧伤、溃疡以及其他外伤的病人有神奇的治疗效果。同时，对过敏性鼻炎、萎缩性鼻炎、神经性皮炎、关节痛等病症也有积极的治疗作用。

第五节　水中健身操

水中健身操分上肢练习和下肢练习。

第一部分上肢练习：两腿与肩同宽，踮足站立。两臂在水面下体侧平伸打开，然后直臂平伸至胸向后踢，各做 15 次。

单手扶池边，另一手叉腰，外侧腿绷直勾足向外踢，有控制地收回腿，再向外踢，反复 15 次；接着绷直脚尖向前踢，尽可能踢到水面，但上体和髋不应保持不动，反复 15 次。然后换侧重复上述动作。

除了上述"水中健身操"外，洗热水澡时搓搓脸、吸吸气、揉肚子可改善身体小毛病，对健康大有裨益。搓脸时两手掌力度稍重些，在面部上上下下揉搓，直到脸上发热。医学认为热水更好地刺激面部神经，面部血管遇热扩张变粗、血液循环加快、促进新陈代谢，可保持面部紧实红润，长期坚持可防止面神经炎，防视力减退无需多言。

饭前半小时先在热水中泡一会。在浴缸洗热水澡时进行腹式呼吸（从鼻子吸气、让腹部鼓起，然后用口吐气），热水刺激胃部，有助改善食欲不振，热水洗澡后再用稍冷的水冲冲腹部，这种冷热刺激能促进胃液分泌，提高食欲显而易见。洗澡时用手掌在腹部按顺时针方向揉肚子，同时腹部一鼓一收地大口呼吸，可治疗慢性便秘，并防治痔疮。

第六节　打水功

肾虚腰疼、肾寒者，尤其对手术伤元气引起下肢麻木人士，每天坚持做打水功，可使气血旺，改善肾寒引起的疼麻状况。

操练时取站立式，两脚分开与肩同宽，一定要准确地做到两肩并与两脚的涌泉穴成垂直线。重心放在两脚之间，腰稍微弯曲，眼神看地下"开口"。两手交替做提水动作，意念想着从井里提上一桶水来，促使腰转，两脚分虚实，全身放松，见汗为止（足底做足趾跖屈时呈凹陷状）。

第七节　垂钓益身心

随着我国人民物质文化生活的普遍提高钓鱼之乐已成为一部分人业余活动中很重要的一项内容。"姜太公钓鱼，愿者上钩"，更是家喻户晓的历史典故，姜子牙史称吕尚，人称姜太公，他年逾古稀，才华尚未施展，他听说周文王礼贤下士，便到渭水之滨漱石枕流，垂钓养志，期待文王寻访，他钓鱼与众不同，不用诱饵用直钩，故有"姜太公钓鱼，愿者上钩"之说。日复一日，终于在他80岁那年，被周文王访到并拜为丞相，辅佐周安邦治国，兴兵伐纣，建立西周之朝，活到97岁还身体健康。如今，垂钓大军仍在不断扩大，连贺龙、陈毅、叶剑英等老一辈革命家都曾加入其中。

医学认为垂钓是一种动中有静、静中有动的运动，通常，钓鱼有四种姿势。第一种是跑钓：就是在 200 米范围内打几个窝子，钓者来回奔跑而钓，每个窝子停留 10 分钟（有鱼可延长），不断轮换，以锻炼体力。第二种是站钓：站在一个地方以锻炼腿力，时间不超过 1 个小时。第三种是蹲钓：蹲在一个地方约半小时左右，可以锻炼脚力。第四种是是坐钓：坐在那里，休息养心。以上四法可交替使用。

每逢双休日或闲暇之余，约上二三个好友，携带钓鱼用具，迎着霞光和朝阳，或徒步行车或骑车于公路和田野，行进于村庄、河畔或湖滨，愉快的郊游之乐，还有那频频得鱼时兴奋，凯旋时的舒畅，与友人共叙渔情的自豪，与家人共享美肴的乐趣，这一切无不充满欢快气氛，其乐尽在不言之中。医学认为钓鱼可以使人陶冶情操，锻炼人的意志，培养勇敢、沉着、果断、豁达等品质，并可协助治疗某些疾病，使人延年益寿。置身于缘萌之下，菱荷之侧，执竿垂钓，看水边涟漪，鱼儿悠游，当一条活蹦乱跳的鱼儿被钓上来后，心中的快乐难以言表，鱼儿进篓，又装饵抛钩，寄托新的希望，此种乐趣冲淡了生活的烦恼和精神上的忧虑，因而也就消除了"心脾燥热"的病源。经常参加钓鱼活动的人，都有一个共同的体会。那就是体质增强了，肺活量增大了，血液循环畅通，新陈代谢旺盛，吃得香，睡得好，其效果是其他体育活动所无法替代的，它能够配合药物，对精神衰弱症、失眠症、抑郁症、厌食症、动脉硬化症、肺结核、精神分裂症以及消化系统的疾病，都有一定的疗效。正如一位垂钓老者诗中所言："吃鱼哪有钓鱼乐，乐在其中无法说；身体健康仍抖擞，老叟操竿百年乐。"

行家里手四季巧钓：春钓滩——春鱼一靓在浅滩的水草里活动，一来那儿食物丰盈，二来那儿阳光融融，春天鱼儿自然喜阳，所以，春天钓鱼最好到浅水河滩、湖滩去。夏钓荫——夏日骄阳似火，找个荫凉的地方不仅利于垂钓者优游自在，而且鱼儿也怕热，多栖息在荫凉水域，如果"反其道而行之"，则只能"钓空杆"。秋钓深——秋天，鱼儿开始作过冬的准备，它们大量摄食，以使体内储足养分，然后就活动于较暖的深水水域。所以，秋季垂钓自然应"钓"深了。冬钓阳——越冬的鱼儿活动量小，冬天应到阳光和煦明媚的水域垂钓。由于鱼儿游戏不欢，垂钓时应多设几个钓竿，并经常拉动，注意拉动时动作应和缓。

钓鱼是一项健身娱乐两不误的有益活动，预防疾病，注意保健很重要。第一，要预防佝偻、腰酸。坐钓应用低凳子或矮椅子，坐姿端正，保持左右前后平衡，不可久坐弓腰和坐姿不正，防止坐钓时间过久垂钓坐出前列腺炎，医生说，长时间保持一个姿势坐着，前列腺血液循环不畅，长时间充血，加上憋尿，很容易发生前列腺炎。第二，防止眼睛损伤。水面像镜子一样会反射太阳光，当垂钓者长时间注视水面时，阳光中的紫外线和红外线就会大量侵入眼睛，从而导致视网膜，晶状体及角膜损害，出现眼内异物感、刺痛、畏光、流泪、结膜水肿充血、眼睑痉挛等症，再说久看浮标，眼睛易疲劳，常有眼花缭乱之感。第三，防止日射症。垂钓者不戴遮阳帽，长时间暴露于阳光下，太阳的电磁辐射就会穿透颅骨，干扰大脑功能，诱发日射病，病人体温虽不高，但出现兴奋、头痛、耳鸣、眼花、恶心、呕吐等症状，严重者还会发生痉挛、晕厥等。第四，防胃病和蚯蚓病，垂钓者得意忘形长时间不进食，很容易发生胃病。垂钓者不注意卫生，吃了被蚯蚓卵茧污染的食物，或被鱼钓等物划伤皮肤后，寄生于肠道的病原体引发蚯蚓病，患者发生慢性腹泻、腹痛、呕吐等症。第五，防血吸虫病。垂钓者如在有血吸虫的水域垂钓，很容易感染血吸虫病，表现为慢性腹泻，日后肝肿大、腹水等。

第八节　游泳防病健身寿自高

每逢热天，越来越多的人参加了游泳健身行列，就连耄耋老者、小孩也不甘落后。

游泳是一项可锻炼全身的水上运动，医学认为，游泳可健脑、防治心血管病、增强抵抗力、强化肺功能、减肥、助分娩，可预防高血压、冠心病、关节炎、脏器下垂、痔疮等。

研究发现，游泳者大脑中动脉血流量增加了14%，大脑后动脉血流量增加了9%，因而有助于改善脑血管健康，提高认知能力，十分有益于大脑及全身健康。

游泳时血管的收缩与扩张，必然会增强血管弹性，防治心血管病是无疑的肯定。

游泳时经常接触冷水，尤其是入秋后坚持游泳，更是积极的耐寒锻炼，人体免疫调节能力提高，可大大减少感冒等呼吸系统疾病。

游泳时人的胸肌、膈肌和肋间肌等呼吸肌要受到水的压力，为适应这种情况，呼吸肌在运动中就不断地克服这种压力，迫使每次呼吸都要呼得深一些。再者，游泳时胸廓处在水中，由于水对胸廓的压力，吸气时要克服水对胸廓压力，呼气时因水对胸廓压力的作用，有利于气体从肺内排出，这样锻炼了肺泡的伸缩弹性，改善了肺的通气功能，提高了肺活量。

水的传热性比空气高得多，因而游泳时必然大大促进体内代谢过程和营养物质的消化与吸收，体内能量的大幅消耗的后果是减轻体重，因此，游泳获得减肥人士的十分青睐，如果胖子每天坚持30分钟游泳而不增加饮食，会很快推动体内堆积的脂肪，显得健美起来。

更有意思的是，游泳促进孕妇分娩更是旗开得胜。据有关资料统计，普通产妇顺产率为48%，参加过游泳运动的孕妇顺产率则为75%，原来，孕妇在地面上不能进行的激烈运动，在水中则可以，因为在水中可以不增加身体负担来锻炼腰腿部的肌肉，在水中潜游可以增加肺活量，不会使产妇在分娩时因长时间憋气用力而难受。

科学家认为，人类的高血压，心脏病、关节炎、脏器下垂、痔疮等病症，与人体直立行走和垂直运动有关，因为人体直立时，下肢属主要活动器官，血液会更多地分配到下肢，而心脏及心脏以上的器官血液供应相对减少，大脑供血不足而致病。游泳是水平运动，可以保持身体各个部位随地心引力的一致和血液循环分布的均衡，使血液更容易流回心脏，减轻了心脏负担，所以可有效预防高血压、心脏病，水平运动使各器官充分供血、什么脏器下垂、关节炎、痔疮等也无从谈起。

游泳，不仅是健康人群锻炼身体的好方法，而且对某些病人来说，也是体疗的理想手段，研究认为游泳能使大脑皮层的兴奋性增高，指挥功能加强，因为水流和波浪对身体的摩擦和冲击形成了对人体的特殊"按摩"，使全身肌肉放松，紧张的神经得到休息，因此，经常游泳对一些失眠、健忘、忧郁症有意想不到的疗效。医学认为，在游泳过程中，水的浮力使肌肉放松，有些腰痛、背痛的人，正是通过游泳锻炼而治愈。医生说，人在水中游泳，由于水对人体的浮力作用，游泳者不需要用双腿来支持体重，主要关节处位处于放松状态，关节伸屈自如，临床表明，长期游泳者的关节炎会不药而减或愈。如今，参加冬泳的人越来越多，医学表明，冬泳对辅助治疗气管炎、糖尿病、神经衰弱等慢性病有显著效果。海水浴正逐渐被人们所重视，在海水中游泳是一种独特的健身活动，医学认为海水中含大量氧化钠、氯化镁、溴化钾、溴化镁等无机盐和微量元素，能够改善人体的新陈代谢、有益于皮肤病、淋巴结炎、静脉炎、慢性胃炎的防治。

总起来说，游泳是一种全身性的水上运动，防病、治疗、利健康、益长寿是无可比拟的。游泳保健工作务必要做到以下几点：第一，接受健康检查。游泳前应先到卫生防疫部门进行健康检查，身体不适或患有肝炎、感冒、皮肤癣（包括脚癣）、肠道传染病、重症沙眼、急性结膜炎、中耳炎等病患者不可游泳，因为游泳会增加病情，也会通过水、公用物品把疾病传播给其他健康者。监于水温比体温低，胸腔在水中承受的压力大，心跳、呼吸和体力消耗比平时成倍增加，患有心脏病、严重高血压、有癫痫病史的人均不能参加游泳运动。患有肺结核，急性肝炎、肾炎、脑血管病的人均不能进行冬泳。患有肾炎、甲亢、胃溃疡、心衰者均不能在海中游泳。第二，冬泳者下水前可进行长跑、举哑铃等陆上运动，要使身体充分活动开来，入水后先立于水中洗头、洗脸、用手撩水预冷一下四肢和胸部，特别是心脏部位先接受冷刺激，然后再将全身入水。初练者每周两次，每次 1～5 分钟，游距约 50～200 米，时间中午较为适宜，出水后不要骤然走进高温室中或用火烘烤，以防骤冷骤热，产生关节炎和其它疾病，可穿好衣服后做些体育活动，使身体恢复常态。第三，医生提醒海水浴事前要选择好适合的场地，海水温度达 20℃ 以上，当日气温又高于水温 2℃ 以上，风速又不大，每天的 7～9 月，南方在每年的 5～11 月份较为理想，每天入浴时间以上午 9～11 时和下午 3～5 时较为适宜，应坚持循序渐进的原则，初练者每次约 5～10 分钟，以后逐渐增加达到 30～60 分钟，入浴前应做好准备活动，为使身体适应海水，应拭干汗后再入浴，入浴后应先在浅水中用手舀水冲洗头部、颈部、胸部和腹部，然后再到深水处进行游泳。海水浴后，到空气流通的地方躺卧 15～30 分钟，以得到休息，第四，上岸后在沐浴下用洁净的水喷洗全身后，用软质干毛巾拭擦干净身体，宜先排出鼻、耳内分泌物和积水，接着进行护眼、发、齿、耳。由于池水或个人的原因，病毒可致游泳者患上结膜炎（红眼病）、角膜炎等眼疾，而眼睛痛痒、流泪，因此要滴上几滴氯霉素或洁霉素眼药水。用清水沐冲身体时，要洗净粘附在头发上的泥沙和池水中的消毒剂。游泳池水中加入了较多的消毒剂，对牙齿的珐琅质有侵蚀，为此，游泳后要及时漱口。游泳时免不了耳朵灌水或鼻腔呛水而致耳痛耳鸣，护耳的操作除上岸后及时去除耳道的积水外，还要站在原地，头偏向一侧，单腿用力跳几下，然后用棉花球轻轻拭干外耳道，切忌用力在外耳道内盲目乱挖。亦可采取将手心对准进水耳道，把耳朵堵严压紧，把头倾向进水耳朵一方，然后迅速将手拔开把水吸掉排出。第五，防性病。医生说性病患者坐过的地方可能留下病菌，共用衣裤、毛巾、浴具等也可传播，预防游泳感染性病，除游泳馆的管理人员做好游泳池的卫生管理，还要做到泳衣、浴巾专人专用，游累时可站在浅水区或池边站立休息，不要身着泳装随地随处而坐。第六，防雷法。遇上雷雨，及时射进钢筋水泥结构的房屋里，切忌在大树底下，电线杆旁、水塘池边避雨，勿必雷电交加时不要在野外游泳。第七，防中暑。热浪袭人易中暑，切勿冒着烈日游泳，暑天可在大树荫下或大片阴凉处进行时间不长的游泳，身上还应带上人丹、十滴水、清凉油等防暑降温药物，以防不测。第八，遇到头痛、头晕脑胀、恶心呕吐、腹痛腹胀、皮肤出疹怎么办？保健医生说，游泳时忽然头痛，应迅速上岸，用拇指揉按百会穴、太阳穴，再用热毛巾敷头，喝一杯热开水。发生头晕脑胀，可能是游泳时间过长，过度倦劳，以至大脑缺血所致，游泳者应上岸休息，喝一些淡盐糖水。发生恶心呕吐可能是呛水所致，应立即上岸，用手指切压中脘、内关穴，并口含1粒仁丹，再吃几瓣生大蒜便可缓解。空腹或刚吃过饭即去游泳会产生腹痛与腹胀，患者应马上从水中出来，呈仰卧姿式，然后用拇指尖切压中脘、上脘及足三里，同时口服数滴十滴水，并用热毛巾敷腹部。皮肤出疹可能是皮肤过敏所致，应立即上岸用清洁温水冲洗，服点抗过敏药片即可。第九，游泳时抽筋怎么办？水中抽筋，多是由于游泳前准备运动量不足，情绪紧张、疲劳，出汗过多，用力不当所到处；也有的是因为突然跳入很冷的水中，肌肉和神经受到刺激所致。专家告诫抽筋者切不可心慌意乱，造成呛水，以至危及生命。抽筋发生后，泳者疼痛难忍，严重影响游泳动作，此时，应镇静地保持身体平衡，机警地抓住水面一些漂浮物，然后根据抽筋发生的不同部位进行自救；手指抽筋时，将手指握成拳头，然后再用力张开，这样迅速连续做多次，直到抽筋解除为止。手掌抽筋时，用一手掌将抽筋的手掌用力向下压，并做振颤动作，直至抽筋消除为止。上臂抽筋时，手握拳，并尽量屈肘，然后用力伸直，反复进行，直至解脱为止。小腿或脚趾抽筋时，先吸一口气仰浮水中，用抽筋腿对侧的手握住抽筋腿的脚趾，并用力向身体方向拉，同时同侧手压在抽筋腿的膝盖上，帮助上腿伸直，使抽筋消除。发生大腿肌抽筋时，先吸一口气，仰卧水中，变曲抽筋的腿，使之与上体成垂角，然后用两手抱住小腿使它贴在大腿上，并加振颤动作，随即向前伸直。发生大腿肌抽筋亦可采取下法自救：泳者上体自然弯曲，双手下垂，双膝自然弯曲，静静地爬俯在水中，稳住身体后，用手用力压捶抽筋的大腿肌并揉搓，或将抽筋的腿向后弯曲，用手扳着脚趾用力拉向臀部，使大腿肌拉直伸长，这样即可解除抽筋。足趾或足底抽筋时，可用双手用力压住脚心韧带或手抓住抽筋的脚趾前后左右地揉搓，即可解除。第十，游泳时呛水怎么办？专家提醒一旦发生呛水，应尽力保持镇静，立即上岸休息，调整好呼吸后再游泳；若游泳呛水时离岸较远，可采用踩水姿势使口鼻露出水面，调整呼吸。一般可在短时间内排除呼吸障碍。呛水上岸后如有恶心呕吐感，用手指切压中脘，内关穴。第十一，溺水的预防。盛夏季节很多人都喜欢游泳，有些人因水性不好，泳姿有错，往往乐极生悲，说不定成了不幸的溺水者，自己不会自救又无他人抢救而溺水身亡，因此，游泳前做好预防工作极为重要。首先要加强宣传教育，利用报告会、班会、黑板报等多种形式告诫人们，尤其是游泳技术未过关的大人小孩不要冒然独自下河游泳，初学者不要到深水区游泳。单位或学校应加强组织领导，提倡集体游泳，并配备营救人员。游泳区域的船只应设有安全急救设备。第十二，溺水的急救。溺水时间短，出现口唇及四肢末端发紫，眼睑及面部肿胀，四肢紧张或痉挛。溺水时间长者面部肿胀、青紫、双眼充血，鼻和口腔充满血性泡沫，四肢冰冷，烦躁不安或神志昏迷，可伴有抽筋，呼吸浅而不规则，心音弱，心率慢，或心跳，呼吸停止，胃内充满积水而致上腹膨隆，死亡时一般是呼吸先停止，然后心跳停止。

"救命呀""救命呀"的呼救声正从江河中传来，见义勇为者迅速将竹竿、绳索、木板等抛给溺水者，水性较好人士可带上救生圈下水营救，从背后伸一手揽住溺水者的胸腰，头露水面，速游返上岸。溺水急救出后若是清醒或昏迷仍有呼吸、心跳、解开其衣、裤、胸罩，立即清除口腔、鼻咽腔的呕吐物和淤泥杂草等异物，接着将其舌头拉出，以保证其正常呼吸。如发现溺水者口内有水或脖子鼓胀，应将水倒出，救护者一腿跪地，另一腿屈曲，将溺水的人腹部放在自己的膝盖上，使其头下垂，然后再按其背部。也可以在地面上倒置底朝上的大圆锅，让溺水者腹部压在锅底上让水倒出。利用地面上的斜坡，将溺水者头部放在下坡位置。用小木凳、大圆石垫在溺水人脖子底下也可以倒水。或抱住溺水者双腿、腹部放在急救者肩部走动也可倒水。至于小儿溺水，可倒提双足倒水。溺水者没有了呼吸，急救成败的关键是人工呼吸和心脏挤压，可采取口对口或口对鼻人工呼吸，每分钟约20次，人工呼吸不可间断，不能轻易放弃抢救。若心脏也停跳，则同时作心外挤压，每分钟约70次。胸外按压与人工呼吸比为4:1。溺水常有肺水肿应速送医院救治，医生立即给患者作气管内插管并进行间歇正压呼吸，给予75%乙醇吸入以缓解水肿液造成的呼吸道梗阻。如果缺氧时间较长而引起脑水肿者，需应用高渗葡萄糖、甘露醇或山梨醇等进行脱水治疗。神志昏迷者可给予尼可刹米、回苏灵等兴奋剂。给予抗菌素治疗可预防吸入性肺炎，出现代谢性酸中毒时可静脉滴注5%重碳酸钠溶液100～200毫升。

经现场抢救已基本恢复的溺水者，尚需送医院观察，以免延误并发症的诊治。

游泳中遇到上述麻烦事并非小事，学会保健和遇险自救可化险为夷。

第十一章　洪灾防疫祛病保健康

洪涝灾害是因为江河湖泊和小库突遭暴雨倾注，奔腾的水流冲向山谷和河床，溢过堤坝而引起洪水泛滥。也可能因海底地震、飓风和反常的大浪大潮，以及堤坝塌坍而造成水灾，汹涌的水流将冲垮屏障，吞没包括人群所经之处的一切，十分悲惨！

1954 年和 1998 年长江发生了全流域普降暴雨而形成洪涝灾害，其特点是持续时间长，洪水量大，宜昌站最大洪峰流量为 66800 立方米每秒，7 月至 8 月洪水总量为 2448 亿立方米，均大于 1931 年的大洪水，武汉关最大洪峰流量为 76100 立方米每秒，水位达到 29.73 米，比 1931年水位 28.28 米高出 1.45 米。各主要控制站高出警戒水位的时间长达49～135 天，洪水量约相当于 100 年一遇，大大超过了当时河道堤防的安全泄洪能力，防汛形势十分严峻。

如果水面上涨的时候，沿门槛和窗底放好装满泥土的大塑料袋或龙尼袋，将水拒之门外注意关闭煤气和电路，准备应急的食物、洗换及保暖衣服和饮用水，饮用水要储存在可拧紧瓶盖的塑料瓶或其他密闭性好的容器中，还要收集手电、口哨、色艳的旗子，以作信号用。水面不断上涨要向上转移，转移到上层房间，如果是平房就上屋顶，如果被迫上了屋顶，可架起一个防护棚。如果屋顶是倾斜的，将自己系在烟囱或别的坚固的物体上。如水位看起来继续上升，准备小木筏，如果没有绳子捆扎物体，就用床单。注意洪水水位不断上涨时，千万别乱动，要想方设法不让水魔靠近你。

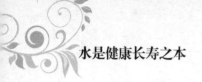
第一节　洪水类型

专业人士说，按照河流洪水的成因条件可分为暴雨洪水、融冰融雪洪水和冰凌洪水。

暴雨洪水是由于暴雨产生的，我国绝大多数河流的洪水都是由于暴雨产生的。多发生在夏秋季节，发生的时间自南往北逐渐推迟，暴雨持续时间长，覆盖面广，降水总量大，常可造成大面积的严重灾害。水面猛涨会淹毁房屋，来不及逃跑者会丧失生命，洪水退后满眼都是破败的废墟和被淹死的动物尸体，真是惨不忍睹。

融冰融雪洪水是由冰融水和积雪融水暴发出的洪涝灾害，主要发生在我国东北和西北高纬度山区，一般发生在4至5月。

冰凌洪水是由大量冰凌阻塞，导至冰塞或冰坝，使上游水位显著增高，当冰塞融解、冰坝突然坍塌时、槽蓄水量下泄，形成洪水而引发灾害。

第二节　灾后饮水

洪水肆虐的地方，江河中的泥沙水、四溢的粪水、浸泡动物尸体的臭水，必然会污染饮用水，随意饮用会发生腹泻、霍乱、疟疾、咳嗽、血吸虫、眼科等疾病。

对灾后饮用水的应急处理，一是澄清二是消毒三是煮沸。明矾净化水简便易行，方法是每桶水（约25公斤）加花生米粒大小明矾一小块，然后用木棍在水中搅拌，待水流停止，水变清即可。水的消毒可用漂白粉或漂白精片，方法是漂白粉25克（约半两）加半市斤水搅匀，取上层清液于吊桶中，放井水中上下振荡多次，数分钟即可。使用漂白精片时，先把1片捣碎，用水调成糊状，然后冲入1担水（约

50 公斤）并搅拌均匀。注意漂白精片遇亮温、亮光、潮湿会失效，所以必须存放在避光、干燥、凉爽处。经上述处理，饮用水仍要经煮沸，煮沸 5~8 分钟可达到彻底消毒的目的。

洪灾后饮用外观清洁、无色、无味、无菌的安全水，方可确保健康。

第三节 汛期防食物中毒

汛期细菌、致病菌在食物污染后繁殖快，可造成细菌性食物中毒和霉菌性食物中毒，前者常见沙门氏菌、变形杆菌、葡萄球菌。由于细菌、毒菌的分泌内、外毒素而引起食用者中毒，病人出现的症状为腹泻、腹痛、恶心、呕吐，严重时全身发冷、发热、四肢乏力、昏迷。

发现食物中毒后应首先检查是否吃过剩饭剩茶或馊米饭、腐败变质食物、海鲜及不新鲜的肉和肉制品。预防食物中毒应和上述膳食背道而弛才是硬道理，保证食物的新鲜不变质，荤菜煮熟透后食用是不可争辩之说，不妨吃几辫生大蒜，喝点绿豆汤可解毒。治疗食物中毒时，病人需卧床休息，多饮开水或淡盐水。脱水者需补液，纠正酸中毒，可口服吡哌酸、氧氟沙星等药。肉类毒素中毒的症状较重，食用后四小时内应马上洗胃或使患者呕吐、灌肠。马上口服盐酸胍片 10 毫克，一天 3 次。抗毒素试敏后再用，应一次足量用，多价抗毒血清各 5 万单位至 10 万单位，6 小时一次。

第四节 洪涝之后房屋，食用具的消毒

洪水泛滥时被粪便、垃圾等污染，水退后房舍仍有奇臭，而且墙壁及地面潮湿，病菌容易孳生繁殖，因此，认真进行房屋消毒是刻不容缓的事。房屋消毒时可用福尔马林或乳酸等蒸汽消毒，操作时取药

15 毫升，加水 20 毫升，加热蒸发后可消毒 1 立方米的空间，消毒效果显著，但它强烈的刺激性臭味，对人畜有毒性，所以用时要特别小心谨慎。此外，还可取一小木板，放上 50 ~ 60 克艾绒（或揉碎了的干艾叶）、在房屋内中央点燃后，轻轻地把"苍芷散"（苍术 40 克、白芷 20 克、云水香 10 克），撒在上面，置于房内，关好门窗进行熏烟即可。也可用桉树籽（又名路路通）和青蒿各 100 克，用瓦块夹着放在木岸上焙烤至冒烟（勿见明火）进行熏烟。倘若药材不方便，也可以单味桉树叶代替，同样有效。

汛期后注意食具消毒是防止肠炎、腹泻的关键措施，家庭随手可做的方法是，每天将食具先用开水洗净，开水中放点食盐更好，接着把碗、盘、筷子、勺子以及刀等食具用 9 度米醋泡上，以备用，菜板也每天用盐开水清洗消毒。

洪灾后生活用品进行"日光浴"进行消毒十分简便，毛巾要经常洗干净后拿出室外进行"日光浴"消毒。抹布要时常拿出去晒一下太阳，可消灭大部分细菌。家庭使用的盆桶，洗净后让太阳晒晒使病菌远走。卫生死角菜篮子利用太阳光来灭菌消毒实属瑕瑜互见。拖鞋极易留下病菌，清洗后让"日光浴"消毒，病菌便相形失色。

第五节　洪灾之后要防疫

洪水肆虐，不仅仅是水祸，也有甲肝、痢疾、霍乱、伤寒、钩端螺旋体病等疫情，老年人，尤其是体弱多病的老年人，面临汛期多雨天气，容易产生心理障碍，导致免疫力降低，从而经发多种疾病，不干净的手及苍蝇、蟑螂等害虫可传播痢疾，该病发病较急，表现为发热、腹痛、腹泻、粘液脓血便和里急后重等。污染水源和苍蝇极易传播霍乱，患者常常先腹泻，再呕吐，也有不呕吐的，病人不发烧、不腹痛，会排出大量淘米水样大便，因迅速引起严重脱水而迅速死亡。

伤寒经口、苍蝇传播，起病缓慢，发病后听力减退、表情淡漠、并可昏睡、神志不清、说胡话，发热后第 6 天左右前胸、上腹可出现少量"玫瑰疹"，食欲极度减退。鼠类和猪等家畜可传播钩端螺旋体病，患者起病后 3 天内有畏寒、发热、头痛、乏力、呕吐、腹泻、皮疹、鼻出血、全身肌肉痛、腿软、行走困难等症状，起病后 3～14 天，病情逐日加重。

常言道："大灾之后必有大疫"，为确保疫区人民大灾之后无大疫，应积极实施以下四项防疫措施：第一，大力宣传普及防病抗病知识，调整好心态应放在首位，从容面对天灾，保证充足睡眠，注意活动身体，根据自己的身体状况，如阴虚、阳虚、气虚、血虚等，有针对性地适当进补、以增强免疫力及抗病力。第二，优化环境，搞好卫生。在洪水周围期，人们常临时迁居，临时住所要建在地势较高、干燥通风的向阳地带，床铺应离地面 2 尺以上，洪水退后应及时将生活垃圾、污水和粪便彻底清除干净，排除积水，填平洼地，可采用漂白粉上清液（10 公斤水加漂白粉 20 克）对室内、周围厕所、粪坑、畜圈进行消毒。第三，做好自我防保，杜绝"病从口入"。做到不赤足接触江河湖水，大田劳动要穿农田靴，戴防护手套，防止蚊虫叮咬和老鼠的侵袭，消灭苍蝇不手软，加强饮食卫生管理，加强对厨房、食品原料、食品容器的卫生管理，所用容器、工具、设备要定时消毒，误必做到"八不"：不喝生水、不吃未洗净的瓜果、不吃过期糕点、不吃馊饭菜、不吃死因不明的畜禽肉、不吃发霉的米面、不吃凉拌菜、不参加聚餐。平时吃些生大蒜，喝点醋有好处。第四，及时做好疫病患者的治理。易感人群打预防针可防患于未然，疫病病人应迅速送医院隔离治疗，护理病人的人接触病人后一定要用肥皂和流动的水洗手。

第六节　洪灾后防治疾病保健康

普降暴雨，洪水泛滥成灾，房屋倒塌，粪池、垃圾箱、家畜家禽笼圈饲养场被淹没，生态环境受到严重破坏，食物中毒、菌痢、伤寒与副伤寒、甲肝和戊肝、霍乱与副霍乱、血吸虫病，钩端螺旋体病等多种疾病也"趁水打劫"，严重危害灾区人群健康。

面对洪水肆虐，灾区人民从注意食品卫生、严防水体污染、传断传染途径，把病情及早预防并控制在萌芽之中，当地防疫卫生部门也配齐配足各种对症药物，以应急需。把好"进口关"，严防病从口入是关键之重，消灭苍蝇、蚊子、老鼠、蟑螂等害虫，传染途径切断后，就会大大减少疾病的发生。灾区人民要做到早发现，早报告、早隔离、早治疗、采取有效对策，竭力防止疾病的蔓延和扩散。

灾区需要什么药？当地卫生防疫部门应配足备齐以下九种药品：1. 消化道类：黄连素片、甲氰咪呱、痢物灵片、雷尼替丁胶囊；2. 解热镇痛类：复方阿司匹林、去痛片、速效伤风胶囊；3. 止咳类：咳必清、复方甘草片；4. 眼科：利福平眼药水、氯霉素眼药水、磺胺醋酰钠眼液、利巴韦林眼液、环丙沙星眼液；5. 抗菌素类：氟哌酸胶囊、乙酸螺旋霉素、复方新诺明、环丙沙星片、阿莫西林胶囊、青霉素钠、庆大霉素注射液、硫酸丁胺卡那霉素、甲硝唑注射液、罗红霉素、阿息洛韦片、羟基氨苄青霉素、强力霉素、小诺霉素、环丙沙星注射液、环丙沙星胶囊、氧氟沙星注射液、氧氟沙星胶囊、氧氟沙星片剂、红霉素、琥乙红霉素；6. 外用类：地塞米松软膏、绿药膏、无极膏、醋酸肤轻松软膏、创可贴、碘酊、绷带、风油精、正红花油、伤湿膏、清凉油、络合碘、复方酮康唑软膏；7. 血吸虫病用药：吡喹酮片；8. 抗疟疾药：伯喹、氯喹、乙胺嘧啶；9. 中药：板篮根冲剂、牛黄解毒片、穿心莲片、牛黄上清丸、蛇药片、银黄口服液、三黄片、藿香正气水、藿香正气丸、陈香露白露片、感冒清片、小儿速效感冒冲剂、Vc银翘片、十滴水、仁丹、三七片。

各级政府和广大人民群众要时刻关注天气预报，雨季要多听洪水警报，暴雨前夕大力兴修水利，修复和巩固堤防。值得欣慰的是，每逢洪涝发生和灾后，广大群众舍小家顾大家，抢救伤员和财产，积极救治伤员，助人为乐，全国人民情系灾区，出力出资，努力奉献，谱写出万古流芳的壮丽凯歌。

尾声 用水 缺水 节水

健康与生命离不开水，在维持生命的过程中，除了时时离不开的空气，水便可大雅殿堂了，科学用水可以防病治病保健康，用水做溶媒，对多种疾病象利刀斩乱麻一样长躯直入，病魔逃之夭夭，健康、幸福、长寿锐不可挡！

医学一直认为莫到生病才知健康贵，健康长寿靠自己，健康的身体不是天赐的，要靠平时的养生保健，当然离不开科学饮水、用水防病、对症饮水、用水治病、水中运动体更健，也离不开洪涝灾害后的养生与防病。

水是生命之源，这是连小学生也懂的道理，尽管现在有时还闹水灾，还出山林滑坡和泥石流，但是地下水位下降，水资源严重匮乏已是不争的事实。我国属于缺水国家，人均淡水资源仅为世界人均的四分之一，况且水源污染日趋严重，大量农田需要水，大多数工业少不了水，13亿人口的每天生活不可没有水，很多科学研究及医学防病治病无水不能实施和操作等等，可以说水是人类健康和生命的砥柱中流，水的作用不同凡响，不可胜数，1993年第47层联合国大会通过决议，将每年3月23日定为"世界水日"，唤起人们科学用水，节约用水。

保护水资源，节约用水，不仅是政府职能部门的事，每个公民应从身边做起，诸如刷牙时口杯接水，洗衣机采用节水型，衣服集中洗涤，洗浴时间断放水淋浴，洗菜实行间段冲洗，掌厨控制水龙头流量，选择蒸发量少的天气浇花等等，不妨试试下面的节水十招：普遍使用节水龙头，洗菜先去浮土，淘米水可洗碗，脸盆洗脸洗手后的水可以

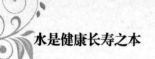

涮拖把，洗衣后的水用来搓抹布，淋浴水可以冲马桶，马桶水容积可缩小，残茶水用来擦家具，养鱼水能浇花，自己动手洗爱车。

千句万句，人们在水的世界中熬游、成长、壮大，既不受水的窘境，又以水为朋友，在水的海洋中展翅高翔，创造更加辉煌的明天！